女も男も
—自立・平等—
臨時増刊号

放射能から子どもたちを守るために

——声を聴こう！　声をあげよう！

JN261917

女も男も
—自立・平等—
臨時増刊号

Contents 目 次

放射能から子どもたちを守るために
——声を聴こう！ 声をあげよう！

PART 1 いま、福島では

子どもたちを守るための教育現場の取り組み……4
——原発事故という初めての事態に直面して
角田政志（福島県教職員組合 書記長）

講演会や線量計の貸し出しでネットワークが広がった……16
——「明るく、できる限り気をつけて」というスタンスで
鈴木浩行（福島県教組郡山支部 書記長）
人見やよい（避難の権利集会 in 郡山）

避難したい人と受け入れ先をマッチング……23
——迷っている人の背中を少し押してあげること
志田 守（ハーメルンプロジェクト 代表）

東電への「損害賠償請求」運動を開始……27
——自主避難者にも補償と行政的支援を
人見やよい（避難の権利集会 in 郡山）

原発をなくさなければ安全な世界はつくれない……30
——原発問題には社会の問題が集約されている
武藤類子、黒田節子（ハイロアクション）

【レポート】 **「子ども福島」らが「生活村第2弾!!」を開催**……33
——一時避難先の紹介コーナー、食品の放射能測定コーナーに人気が

■**相談を通して課題が見えてくる** 河﨑健一郎（福島の子どもたちを守る法律家ネットワーク 共同代表） 36

【レポート】 **東京への避難者と江東区民との交流が始まった**……37
——生活基盤の確立とコミュニティづくりが喫緊の課題

■**東京における避難者支援——子ども・女性の視点から考える** 鴈 咲子（早稲田大学大学院公共経営研究科非常勤講師） 39

■**避難者の声** 40

●いま、私たちにできること 42

PART 2 いのちを守るためにできること

第3回こども健康相談会を開いて……44
——市民の手による放射能測定所を開設
丸森あや（市民放射能測定所 理事長）

福島の子どもたちに寄り添って見守る……47
山田 真（子どもたちを放射能から守る全国小児科医ネットワーク 代表）

放射能による健康被害のメカニズム……53
黒部信一（未来の福島こども基金 代表）

PART 3 動き出した親たち

福島の現状を聞くことから活動が始まった……60
——小金井市への陳情、講演会の開催、脱原発パレードへの参加など多彩な活動を展開
山内淳次、馬場泉美（子どもと未来を守る小金井会議）

■**福島の子どもたちを救いたい** 飯田しのぶ（子どもと未来を守る小金井会議 呼びかけ人） 63

■**測定値にたくさん触れて、自分なりの判断基準をもってほしい** 香田頼子（小金井市放射能測定器運営連絡協議会） 70

「やっぱり心配だって声に出さなくちゃ子どもを守れない」……74
——アンケート調査を手始めに動き始めた保育園の親たちの本音座談会

—たんぽぽ舎「お父さん・お母さん向け保育付き放射能講座」参加レポート—
原発、内部被曝、食品の放射能汚染について知っておきたいこと……84

●BOOK GUIDE 83、92、93、94、95

PART 1

いま、福島では

3.11の大震災と福島原発事故から6カ月以上が経った。

だが、今もって収束の見通しは立っていない。

放射能から子どもたちを守るために私たちに何ができるのだろうか。

まずは、福島の人々の声を聴くことから始めたい。

東京への避難者の声も聴いた。

子どもたちを守るための教育現場の取り組み

——原発事故という初めての事態に直面して

福島県教職員組合　書記長
角田　政志さん

今も教育現場には大きな困難が

3月11日の東日本大震災と原発事故によって、福島の学校と子どもたち、教職員に甚大な被害がありました。

臨時休業となっている学校は、小学校38校、中学校20校、高校11校、特別支援学校1校、再開のめどが立たない学校は、小学校15校、中学校7校、特別支援学校1校、避難をしている小中高・特別支援学校の子ども2万人以上、避難を強いられた教職員１０００人以上、となっています(8月1日時点、図表1参照)。

とりわけ原発事故は、教育現場に大きな困難と危機的状況を今も与えています。

震災直後の3月16日、福島県教職員組合は声明を出し、私たちの立ち位置を明らかにしたうえで、福島県教育委員会に対して緊急要請を行いました。

①児童・生徒の心のケアについての対策を十分に行うこと、②学校設備および通学路等の安全が確保できるまで、無理な学校の再開は行わないこと、③被災した学校の再開にあたっては、子どもや教職員の安全に十分配慮すること、④人事異動および教育行政の計画の見通しを明らかにすること、などです。

そして、福島原発事故にかかわる子どもたちおよび教職員の安全・健康については、①国、県および東電に対し、正しい情報開示と安全確保に向けた対策・措置に取り組むよう要請すること、②子どもたちの登校、外出による放射能被害を回避するよう、安全が確保できるまで休校措置をとるよう市町村教育委

図表1　大震災と原発事故による被災の実態

	小学校	中学校	高校	特別支援学校
臨時休業となっている学校	38校	20校	11校	1校
臨時移転している学校	24校	9校	－	1校
再開のめどが立たない学校	15校	7校	－	1校
避難をしている小中高、特別支援学校の子ども	2万人以上 ※県外避難：約8,300人			
避難を強いられた教職員	1,000人以上			
臨時休業となっている小中学校の教職員数	小学校：約800人 中学校：約500人			

出典：福島県教組資料（2011年8月1日時点）

員会に要請すること、③放射線量が通常値に戻るまで、長時間の野外での教育活動は行わないようにすること、④必要に応じ、子どもおよび教職員に対するスクリーニングを行うこと、を要請しました。

文科省が20ミリシーベルト／年基準を出す

原発事故という初めての事態に直面して、放射能についての知識も情報も何もないし、どのように対応すればいいのかわからないというなかで、先生たちがばらばらに自分で判断して対処しているという状況がありました。これではいけないということで、私たちは県教委および文部科学省（以下、文科省）に対し、安全対策についての指針とマニュアルの提示を強く求めてきました。

この要請に対して4月19日に文科省から出されたのが、社会的にも大きな問題として取り上げられた20ミリシーベルト／年という基準（「学校等の校舎・校庭等の利用判断に係る暫定的考え方」、8ページ参照）です。これはとんでもないということで、4月20日付で「放射線による健康被害から子どもたちを守る県教組声明」を出しました。

内容は、この基準値を適用することは、長年の生活のなかでの累積値が相当大きくなり、子どもたちのいのちと健康を守ることはできないということ、文科省はこの基準を直ちに撤回し、子どもの健康を第一にした安全策を示すべき、というものです。そして、福島県災害対策本部および福島県教育委員会は、すべての学校施設および、通学路において放射線量の高いところを明確にした放射線量マップを作成し、立ち入り禁止区域を設けるなど万全の対策を講ずること、子どもたちの受ける線量を減らすための具体的な対策を示すこと、土壌の入れ替えなどの措置を早急に講ずることも、あわせて要請したのです。

私たちは、文科省や県教委だけでなく、国会議員や各新聞社、そのほかさまざまな団体にもこれを送り、福島の現場の声を伝えました。

20ミリシーベルト／年の撤回を含む要請書を提出

4月26日には、この20ミリシーベルト／年の撤回を含む「放射線による健康被害から子どもたちを守るための具体的措置の要請」（7ページ、図表2参照）を、県教委に提出しました。その後はこの内容の実施を求めて、県教委および文科省、関係諸機関への要請や交渉を進めてきました。ここにあげた内容は、本当に切実な問題ばかりです。着々と進んでいるものもありますが、なかなか進まないものもあるというのが現状です。

1の(1)は、あとで述べるとして、(2)は、学習の関係です。当然子どもたちは、校庭を走り回ったりします。舞い上がった砂ぼこりを吸い込むことは避けられません。転んですりむいたところに放射性物質がついたら、これも危険です。子どもたちの行動を具体的にとらえて対策を練る必要があるのです。

とくに内部被曝の危険性に目を向けなければなりません。一部の週刊誌等では「子どもの尿からセシウムが出た」という報道がありましたよね。母乳から放射性ヨウ素やセシウムが出たという話も聞きます。そうした事実からも、放射線量は最小化しなければならないと考えています。内部被曝、外部被曝の危険性を回避するために、県独自で、もっと低い基準を定めてほしいと要請したのですが、県独自ではやらないと言っています。

一刻も早く汚染マップを

(3)は、敷地内と通学路の詳しい放射線量の測定をして、マップをつくってほしいという要請です。学校を中心として子どもたちが活動する範囲の汚染マップをつくって、保護者、地域に公表してほしいというものです。

私たちは、外で部活などを行っても大丈夫かどうかを判断するには、学校の校庭のどこにどのくらいの放射線量があるのかを示すべきだと、主張しました。なかなか県がやらないので、それぞれの学校で教職員が自主的に測ろうということになったのですが、放射線を測る機器が学校に配布されていない。それで、学校によっては教材として持っていた測定器を使ったり、あるいは個人で買ったものを使って測っています。それは正確さについて保証はできないけれど、目安にはなります。そこで、保護者や地域の方たちに向けて、測った数値をネットで公表する学校も出てきました。これに対して、教育委員会から、独自に測った放射線量のデータは公表するな、とストップがかけられたのです。

そもそも教育委員会は、随時、放射線量のデータを集めていて、自分たちはもっているのです。にもかかわらず、開示をしなかったという事情がある。だから「とにかく情報を開示しろ」という要請をするとともに、独自でも測っていたのです。

ご存じのように、校庭にも通学路にも、放射線量の高い「ホットスポット」があります。それをとにかく早く見つけて、「ここは高いよ」と、子どもを近づけないようにしないといけない。だから、一刻も早く汚染マップをつくる必要があったのです。

それで、放射線量の高いところについては、土の入れ替えをやるようにと。これはすぐに始まりました。県と交渉したときには、「いろいろ問題があって難しい」と言われたのですが、待っていられず、各支部を通して自治体レベルに働きかけて動きました。

その結果、マップについては、かなり詳しいレベルのものが、新聞上でも公表されるようになりました。町内会ごとに測ったものが回覧板で回ってきたりもします。でも、まだまだ足りないと思っています。

避難できない子どもたちをどう守るか

(5)では、放射線量の高い学校については、休校にするか放射線量の低い地域に移って授業をするようにと要請しています。

子どもたちの受ける放射線量を減らすためには、まずは放射線のない地域に子どもを移動させることが大事です。それができない場合に、放射能を取り除く。取り除くまでの間は放射線量の高いところに子どもを近づけない。それを徹底させるべきだという主張をしました。

国が避難対象にしていない地域でも、避難が可能な家庭は子どもを自主避難させています。しかし、すべての子どもが自主避難できるわけではない。私たちは、避難できない子どもたちをどう守るか、を考えていかなければいけないということで、やってきました。

具体的な対策をこそ

2の「放射線量測定器を早急に配布すること、測定についてのマニュアルを示すこと」については、先ほどもいいましたように、7月末になっても統一した線量測定器は、まだ各学校に配布されていません。

今、子どもたちもバッジ式の線量計を各自がつけるということになっているのですが、線量計が足りなくて配布されていないという状況です。一部の地域では、ある大学の協力でつけていますが、その線量計の数値を子どもたちが自分では見ることができません。専用の機械に通さないとデータが出てこないのです。要は、研究のデータを集めるための一つのサンプルとして貸し出しているのかもしれません。しかもそれを測ったあと、「どういう値だったらどうするのか」というような説明もなく、ただつけるというだけなのです。

図表2　放射線による健康被害から子どもたちを守るための具体的措置の要請

2011年4月26日

福島県教育委員会
教育委員長　鈴木　芳喜　様
教育長　　　遠藤　俊博　様

福島県教職員組合
中央執行委員長　竹中　柳一

放射線による健康被害から子どもたちを守るための具体的措置の要請

東日本大震災及び原発事故から、子どもたち及び教職員の安全確保に努力されていることに感謝申し上げます。文部科学省は4月19日、「学校等の校舎・校庭等の利用判断に係る暫定的考え方」を示しました。

学校現場及び保護者からは、「本当にこの基準で大丈夫なのか」「これでは子どもたちの健康を守れない」といった不安の声が多く出されています。

県教組は20日「放射線による健康被害から子どもたちを守るための県教組声明」を発し、今回の基準を直ちに撤回し、子どもの健康を第一にした安全策を示すとともに、子どもたちの受ける線量を減らすための具体的な対策を示し早急に実施することを訴えています。

現在、多くの子どもたちは、通常値を大きく超える放射線量の中での生活をしています。

県教育委員会は、福島県内の学校現場の実態を直視し、文科省の示した基準よりも厳しく状況を受け止め、将来にわたり、子どもたちの健康に絶対に影響がないといいきれる安全策を示し、具体的措置を早急に講ずるよう以下の点について強く要請します。

記

1．福島県として子どもを放射線の健康被害から守るため、より厳しい基準と、子どもたちの受ける線量を減らすための具体的な対策を早急に示すこと。
(1) 年間20mSv、毎時3.8μSvとした文部科学省の基準を撤回するよう上申すること。
(2) 子どもたちは、学習で土をいじり校庭を走り回ります。舞い上がった砂ぼこりを吸い込むことは避けられません。また、転んで皮膚をすりむけば、そこに放射性物質が付着します。このような場合の科学的データを示すこと。子どもたちの行動を具体的に捉え、外部被ばく、内部被ばくの危険性を回避し将来にわたる健康を守る観点から、県独自でより低い基準値を定め、子どもたちの受ける線量を減らすための具体的な対策を早急に講ずること。
(3) 各学校毎に、専門的機関による敷地内及び通学路の詳しい放射線量の測定と、「福島第一原発汚染マップ」同様の学校版放射線量マップを早急に作成し、保護者・地域に公表すること。
(4) 放射線量の高い土壌の入れ替え、除染措置を行うなど、放射線量を減らす万全の対策を講ずること。
(5) 放射線量の高い学校での授業は行わず、休校もしくは、放射線量の低い地域への移転など、子どもたちの受ける線量を減らすため具体策を講じること。

2．全ての学校に放射線量測定器を早急に配布すること。各学校における放射線量測定についての統一的な測定マニュアルを示すこと。
(1) 学校版放射線量マップを基に、子どもの活動場所、及び敷地内の放射線量が高い箇所で定時に測定し、結果を掲示し公表すること。また、積算値も公表すること。その場合、空間線量のみならず、地面から1cmの放射線量も測定すること。
(2) たとえば、地面から1cmでの放射線量が3.8μSv/hを越えるホットスポットを立ち入り禁止区域とし、子どもたちが放射線を受けない対策を講じること。

3．子どもたちを放射線による健康被害から守るため、教職員が指導し行うべき安全対応マニュアルを早急に示すこと。
(1) 県教委がこれまでに示している、日常生活における注意事項を徹底させること。
(2) 放射線量の高いところでの活動は絶対行わないこと。
(3) 花壇の整備、栽培活動を行う場合は、直接土に触れないよう、全員にゴム手袋を着用させること。
(4) 屋外活動では、内部被ばくの危険性を無くすため、マスクを着用させること。また、活動時間の制限をし、受ける線量を減らすための具体的対策を講ずること。
(5) 屋外での部活動及び体育の学習活動では、土埃の上がらないように配慮すること、土埃が上がる状況の中では活動を中止し退避するなど、具体的な対応を取ること。
(6) マスク及びゴム手袋等は公費で負担すること。

4．放射線量が高くなる危険性が生じたときの対応について、明確にすること。
(1) 学校現場にすみやかな情報が送られるように、情報網を整備すること。
(2) 緊急時にすみやかな対応ができるよう、指示系統を明確にすること。
(3) 緊急時に、教職員が子どもたちに行う安全対策について明確にすること。
(4) 緊急時に、保護者との連絡、対応について明確にすること。
(5) 安全確認、学校からの退避についての判断、指示系統を明確にすること。

5．子ども、教職員を放射能による健康被害から守るため、福島県教職員組合との協議を継続して行うこと。また、子どもたちの安全を守るために、県教育委員会に寄せられる意見・要望について公開し、県民が安心できる対応策について様々な観点から専門家の意見も踏まえながら検討し具体策を講ずること。

以上

子どもたちがそれぞれどのくらい被曝しているかというデータが出るわけですから、つけることに意義はあるし、それを蓄積していくことは非常に重要なのですが、そのあとどうするのか、その具体的な対策をこそ、本気で考えていかないといけません。

また、子どものことを考えると、地面から1センチのところの放射線量の測定が必要ですし、ホットスポットは立ち入り禁止区域にしなければいけません。また、毎時の放射線量だけでなく、積算量もきちんと公表していかないといけない。こうした具体的な措置を迅速に講じていかなければいけないと主張しています。

部活をめぐって賛否両論

3は、「教職員が指導し行うべき安全対応マニュアルを示すこと」。教職員が日常の教育活動を行うときに、放射線をどういうふうに意識して、子どもたちの安全を考えながらやっていくか、というのは大きな課題です。これは今も、各先生たちの個人的な判断に基づいて行っているのが実情です。

たとえば、サッカー部の部活。ゴールキーパーはボールを止めるために、横に飛ぶわけでしょ。すると、どうしても土ぼこりにまみれてしまう。ある中学校の先生は、「実践練習はできないから、メニューを変えてやるしかない」と、非常に苦労している様子を話してくれました。

しかも、親の対応も千差万別。「こんな高い放射線量のなかで部活をするのはやめてほしい」という親もいれば、「中学校最後なんだから部活は一生懸命やらせてほしい。もう国の基準値以下に下がっているからやっても大丈夫だろう」という親もいます。「子どもが部活をやりたいと言うので」と、しかたなく承諾書を書いている親もいます。

もちろん、教職員のなかにも、賛否両論があります。「3・8マイクロシーベルト／時まで下がれば、国も安全だと言っているから大丈夫」という人もいますし、だめだという人もいる。まちまちなのです。

私たちは、安全に安全を重ねることが大事だということで要求したのですが、県からも文科省からも、一般的なものしか出されていません。

もし、また事故が起こったらどうするか

4は、緊急時の安全対策についてです。このごろは、「もうひどい事故はないんじゃないか」という雰囲気が漂っていますが、また大きな原発事故が起こる可能性は否定できない状況です。もし、地震を含めてもう一度事故があったときには、どうすべきかを考えておかなければなりません。連絡網を整備して、どこからどういう情報が来るのかをはっきりさせ、緊急時にすぐに対応ができるよう指示系統も明確にしておくべきだと主張しました。でも、まだつくられていません。

あとは、組合ときちんと交渉しろということです。これが、4月の26日の段階で出した要求の内容です。

生活の場も含めて「1ミリシーベルト／年」に

先に述べた学校における基準値20ミリシーベルト／年の問題については、福島の親たちが東京にバスで出かけて、文科省の担当官に撤回しろと詰め寄りました。そうした動きのなかで、文科省は、1ミリシーベルト／年をめざすというのを出してきたのです。これについては、県教組としての「見解」を出しました。

学校における基準値の目標を、年1ミリシーベルト以下にしたというのは一定の評価ができます。ただしこれは、学校にいる間だけの数値なんですね。校庭の表土を削ったり、

除染したり、教室にエアコンや扇風機を入れたりといろいろやっていますし、学校はほとんどが鉄筋コンクリートの建物ということもあって、学校のなかの線量はかなり下がっています。毎時0・1マイクロシーベルトくらいには下がっていると思います。

子どもたちは学校に、1日8時間、週5日、年間35週いる計算になりますが、その期間に限定するとすれば、年間1ミリシーベルトは達成できるでしょう。でも、登下校を含め、子どもたちは学校以外で過ごす時間のほうが長い。そういう時間を含めると、年間2~3ミリシーベルトくらいになるのです。

私たちは、「県教組見解」で、「文科省および県教育委員会は、学校だけでなく子どもたちの生活の場全域まで『年間1ミリシーベルト』を広げるべきだ。そのために厚生労働省をはじめとする国および県の各機関と協力して、家庭、地域の放射線の低減に向けての土壌の入れ替え、屋根、側溝などの除染など、具体的な対策を早期に示すことが必要だ」と訴えています。これに基づいて、文科省とも要請・交渉をしてきました。

「子どもの健康基金」創設

文科省は、毎時1マイクロシーベルト以上の放射能が出ている校庭の土を削った場合はお金を出しますと言っていますが、では、1マイクロシーベルトより低かったら出ないのか、ということになる。そこで、国会議員などにも尽力してもらって、「子どもの健康基金」というのができました。これは、学校周辺の放射性物質の除染、児童に放射性物質を吸い込ませないためのエアコン設置など、子どもをはじめ住民の健康を確保することを目的とした基金で、国が創設したものです。

ちょうどこの教育会館の川向かいにある中学校と信夫山の向こうにある小学校の線量が非常に高かったのですが、その2つを国会議員に現地視察してもらいました。中学校では、すでに校庭の表土を削り空間線量は低くなっています。これは、テレビでも報道されました。また、信夫山の向こうの小学校は、県が通学路も含めて除染をするモデル校となりました。

視察してもらった議員には、第二次補正予算案をめぐる討議のなかでいろいろ意見を言ってもらい、それなりの予算が計上されました。

汚染した土の行き場がない

校庭の表土を削った土の最終処分をどうするのかも、大きな課題です。

福島市では現在、校庭の一角に重機で10メートルくらいの深い穴を掘って、底にシートを敷いて、そこに土を入れる。その上に掘り出した土を表にかぶせる、というふうにしています。土の入れ替えですね。しかし、そのまま学校敷地内にずっと埋めておくのか、という問題があります。

少し前、除去した土をどこに持っていくのかが問題になりました。これは、郡山市のK小学校での話です。この学校は校庭の線量が非常に高かったので、保護者や教職員が市に要請して表土を削りました。福島県では最初でした。そして、その削った土を市の処分場に持っていこうとしたら、処分場の近くの住民が「学校の校庭の土を削るのはいいことだ。し

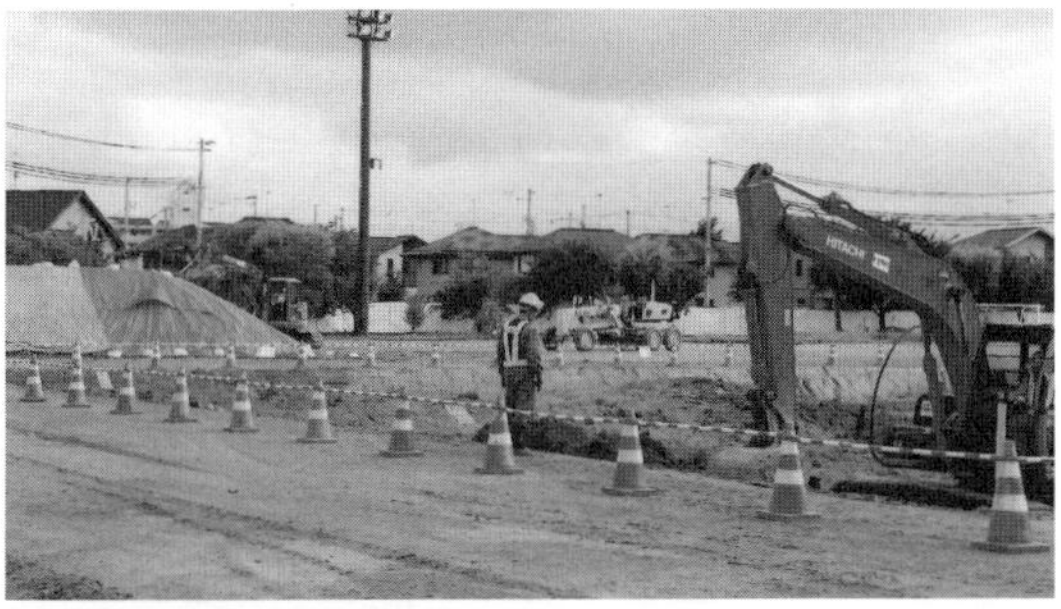

校庭に穴を掘り、そこに汚染した土を入れる
(写真提供:福島県教職員組合)

かし、放射能の強い土をここに持ってくるのはダメだ。ここにも子どもがいる」と反対をしました。そのためK小学校では今も、削った土にシートをかぶせて校庭の隅に置いたままです。

福島市では、そのあと取り組んだので、穴を掘って埋めるという方式になりましたが、いずれにしても校庭に汚染された土があることに変わりはありません。

プールの底の木の葉や汚泥の線量が高い

また、6月には、学校のプールにたまっている水の排出をどうするかという問題も出てきました。今、下水処理施設や浄水場の汚泥の問題が大変なことになっていますよね。この問題が解決しないと、プールの排水もできないのです。みんなそこに流れ込みますので。だから、下水処理場と連絡を取ったり、排水が農業用水路に入る学校では、農業用水路を管理する土地改良区などと連絡を取って、水の線量を測りながら流してもいいか確認してからしか流せないのです。

水そのものは大丈夫だったのですが、排水すると底に木の葉や汚泥がたまります。それの線量が高いのです。ある学校でプール清掃を行ったところ、排水前は線量も低く、底の木の葉や汚泥からも低量の放射能しか検出されませんでしたが、乾燥すると、なんと毎時130マイクロシーベルトもの非常に高い放射線が出ていたと報告がありました。

プールの授業は、会津地区を除くとほとんど実施していません。市営プールも開いていません。スイミングスクールなど屋内プールをもっているところはやっています。それで、スイミングスクールのプールを授業で借りたりして授業をしている学校もあります。そのほか、遠足を兼ねて遠くにプールを借りにいく学校もあるなど、本当にいろいろと工夫をしています。

線量計の配布と統一した測定方法を示すよう要請

先ほども話しましたが、今は、各学校で独自に線量を測っていますが、この数値を公開するのを、文科省や県はとてもいやがっているのです。その理由は、数値の一人歩きを心配しているみたいです。不安の増大につながるといって。

私たちは、各学校での測定値を公開すべきだと考えていますが、そのためにも、精度のよい線量計を配布することと、統一した測定方法のマニュアルを示すことが必要です。

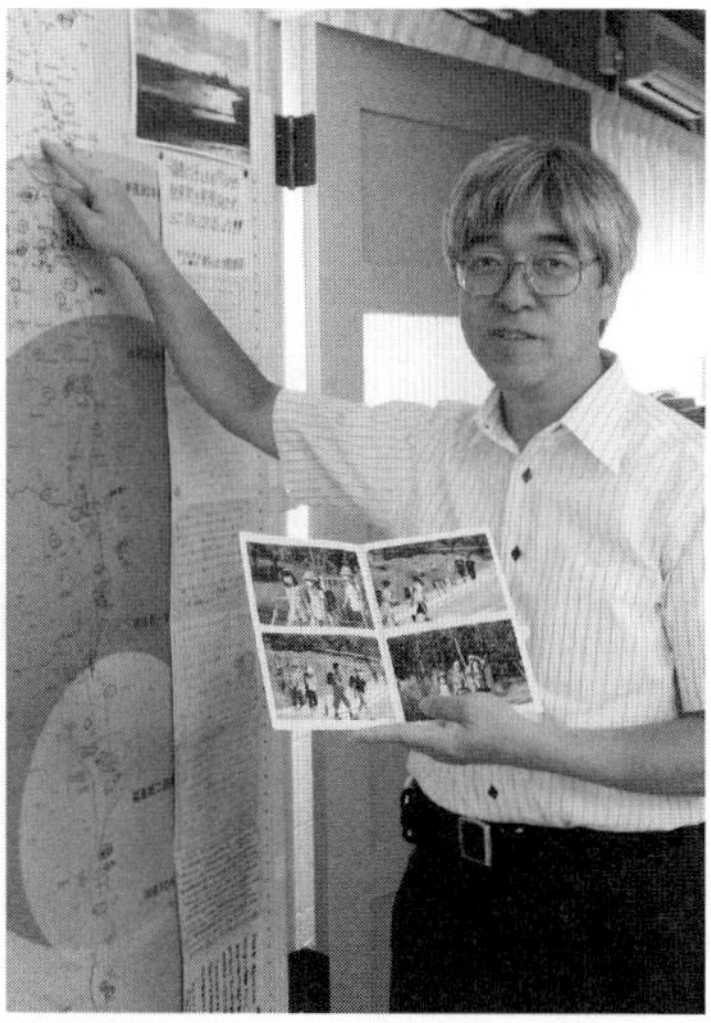

角田政志さん

線量計を見たことのある方はご存じだと思いますが、線量計の数値はどんどん動くのです。どこのデータをとっていいかわからない。だから、たとえば「測定するときには、同じ地点に20秒間置いた後の測定値、それを何回か測って、一番高かった数値と一番低かった数値を除いたうえで平均しなさい」などと、統一した測定方法を示すようにと、要求をしています。

文科省との話し合いでは、これに加え、毎日測定を教職員がやるのはとても大変なので、測定をする人を配置してほしいということも、要請しました。

その後、第二次補正予算案のなかに、線量計の各学校への配布とデータの公表について、盛り込まれました。

地域から声をあげたことが成果に

こんなふうに文科省との話し合いをして、そのあと、少しずつ取り組みがなされているのですが、県の教育委員会の動きが悪い。災害対策本部から、県の統一した見解でないと取り組めないといわれます。それで、校庭の表土を削る問題でも、学校で放射線の測定をする問題についても、県立高校は県の直轄ですから、動けなかったのです。

逆に市町村のなかには、早くから動き始めたところもあります。かかったお金は国と東電に請求するというスタンスで全部やっています。やはり、地域から声をあげたことが成果につながりました。校庭の表土を削る件にしても、まず市町村で先行して既成事実をつくったことで、県もそれをそのままにしておくことができなくなって動き始めたという具合です。国も補助金を出すようになりました。

とくに、年間20ミリシーベルト問題が出たあとは、大きく運動が広がりました。私たちも、教育委員会に対して撤回するよう交渉をしましたが、やはり、自治体を動かしたのは、市民団体の要請活動です。もちろん、県教組の支部のなかには、市民団体と連携して一緒に頑張ったところもありました。

県教組の企画で子どもを小樽と山形へ

夏休みには、子どもをできるだけ線量の低いところに避難させたいという思いがあって、福島県教組でも、いろんな計画を立てました。実現したのは、北海道の小樽と山形に、ツアーのような形で行かせるというものです。そのほか、県教委や文科省がお金を出して実施する企画も進んでいますし、ＮＰＯの人たちが沖縄ツアーなど、たくさん行っています。ＰＴＡも、実施しているところがあります。

やはり子どもは、たとえ2〜3日であっても、のびのびと遊ばせてやりたいですからね。日教組はカンパを集めて、こういう取り組みを支援してくれています。全国の日教組の加盟組織からも多くの先生らがボランティアとしてきて、子どもたちを山形に連れていってくれました。

給食が再開していない学校も

あと、文科省との話し合いでは、給食問題については話ができませんでした。学校給食の問題は、たいへん難しい問題です。

食材の放射能汚染の問題もありますが、浜通りでは、まだ給食がきちんと再開されていない学校もある、というのが現状です。一学期の最後のころまで炊き出しの食事をそのまま学校で出しているところもあったようです。衛生面のことを考えると、決してよいとはいえない状況で、しかも、栄養はこれで大丈夫なのかというような状態です。そもそも食材が入ってこないという問題がありました。いわきや南相馬では、給食センターが倒壊したところもあって、再開に向けて取り組んでいる最中です。

給食の食材は「安全優先」に

食材の放射能の問題については、親たちから食材の産地をきちんと公表してくれという声があって、栄養職員もいろいろと大変になっています。一部の給食センターでは、測定器を購入するところも出てきています。これは、市町村独自の取り組みなので、食品の測定器は各市町村で購入しています。県全体では、行われていません。「誰が測定をしているのですか」と聞いたら、専門に行う担当者と臨時の栄養職員をつけてやっていますということでした。そうでないと、正規の栄養職員が測定したのでは、忙しくてもたないのです。

今までは、地産地消をずっと進めてきたの

ですが、今はそれにはこだわらないということで、安全優先になっています。福島県産のものは使わないところが多くなっているようです。でも、福島県産のものでも、安全が確認されたものは使うという自治体もいくつかあります。ただし、現在の基準値（５００ベクレル／キログラム）はとてつもなく高く、安全基準とは言えません。どの値が適正かどうかという問題もあります。

　今、私たちも食の問題については、どういう運動方針をもつのかについて、栄養職員らと話をしたいと思っているのですが、忙しくてまだ協議はできていません。個人的には話をして情報を得ていますが、組織としてどういう方針をもっていくのか、これは非常に難しい。対応は、市町村ごとにバラバラです。

　県教組としては、子どもたちを守るという観点と栄養教職員の負担過重をどういうふうに軽減していくのかという観点の両方から運動をしていかなければなりません。加えて、食の問題は生産者の方々との関係があるので、非常にデリケートな問題なのです。今、私たちは「脱原発」という大きな目標に向かって、放射能汚染によって大変になっている農家や商工業、観光業を営む人たちとも一緒になってやっていかないといけないと思っています。ですから、対立関係にならないように、問題性を見失わないで取り組んでいくにはどうすればいいか、きちんと議論が必要だろうということで、今、やっているところです。

国の責任で健康診断を

　子どもの健康診断についても動き始めています。私たちは、「子どもたちに長期的な健康モニタリングと定期的な健康診断の実施を求める請願」を行っています。子どもたちを放射能から守るため、私たちはさまざまな努力をしていますが、完全に放射性物質を取り除くことはできず、低線量であっても、子どもたちは放射線を受け続けています。内部被曝も心配です。

　福島県は独自に県民の健康調査をするという方針を出しています。しかし、私たちは国の責任で、長期にわたって健康モニタリングと健康診断を行う仕組みをつくってほしいと要請しています。具体的には、地域の医療機関に必要な施設設備を設置し、専門医との連携による検査結果の分析とデータの管理体制を整える必要があります。このために国の医療管理計画を策定し、すべての費用は国および東京電力の負担とすべき、というものです。

　たとえば、学校の健康安全法に基づいて、健康診断が行われていますが、そのなかに放射線の項目、つまり被曝検査を入れてほしいということ。甲状腺検査については、まず触診をきちんと入れて所見を書いてほしいし、そのうえで、エコー検査もしてほしい。地域の医療機関と連携して、診断結果の分析をしていく体制もつくってもらわないといけない。あと、白血病の検査については、血液検査が必要でしょう。学校の健診のなかで血液採取をするのかどうか。個人データの管理の問題もあるでしょうが、ともかくやっていかなければいけない。

　こうしたことを実施するにあたっては、養護教員の負担が過重になったり、データ管理が大変になったりするという問題も発生しますので、そこにも考慮しながらやっていかなければなりません。

　この請願は、福島県の59市町村の議会に提出しました。県議会にも出します。議会によっては、「健康調査は県でやっているから、いいんじゃないの」と言われました。私たちは、「たとえば子どもたちがある年齢になったら、予防接種法により予防接種をすることになっています。それは医療機関で行います。それと同じような仕組みを、国がお金を出してつくってほしいということ。県が行う健康調査はだめだからこっちをやれというものではない」と説明したら、「わかりました」といってくれたのですが。

　私たちはこうした問題について、文書にして発信をしたり、国や県に要請したり、交渉したりすることを中心に行っています。なかなか、目に見えるように急に変わってはいかないのですが、少しずつは進んできているかなと思います。

人権と差別の問題も含めた「放射能教育」を

（写真を示して）これは、小学生の登校時の写真です。マスクをして、水筒をぶら下げて学校に行っています。見ていただければわかるように、マスクをつけていない子もけっこういます。暑いので、半袖短パンで通学しています。帰りになると、ほとんどの子がマスクを外しています。

　今は、空間には放射能はほとんど飛んでいないと思います。でも、落ちたものとかほこりにくっついているものから放射線が出ているのです。走ったり、車から舞い上がったほこりを吸い込むと放射性物質を吸い込むので、マスクをするように言っているのですが、子どもたちには、なぜマスクをしないといけないかがわからない。暑くていやだという声がたくさん出てきています。とにかく遊びたくてしかたないのに、外での行動が制限されるのもつらいと思います。

　今、県教組でも、子どもたちに放射能のことなどを、小学生にわかるように教えないといけないという意見が出て、学習をしながらみんなで考えていきたいと思っているところです。中学生、高校生くらいになると、「私、結婚して赤ちゃん産めるのかな」「結婚できるのかな」と心配する声も出ていると聞きます。被曝量を少なくするためにはどういう生活をすべきか、だけでなく、そうした不安に対する対応もしないといけない。きちんと人権と差別の問題も含めた教育をやっていかなきゃと思います。これは、大きな課題です。

心のケアが必要

避難についての問題もあります。先ほどの郡山市のＫ小学校では、もう１００人くらい転校しています。あちこちの学校で自主避難という形でこの夏休みから転校する子もいるようです。一方で、戻ってくる人もいます。

　５月段階では県内外に１万５０００人くらいが転校しました。これには、30キロ圏内の避難区域・避難準備区域と計画的避難区域の子どもたちが含まれています。その圏内の人たちは、「戻るところがない。戻って仮設住宅に住むというのもきついだろうし、やはり避難したところに住み続ける人も多いのではないでしょうか。親も、子どもたちをしょっちゅう転校させるのもいやでしょうし。

　先生たちは県外に避難した子どもたちの居場所は全部把握していて、連絡を取っています。住民票はこちらに残して、人だけ転校するという、いわば地域外通学という形をとっている人がほとんどです。子どもたちはばらばらにされていて、本当に大変な状況におかれています。また、県外に避難した子どもに対して、差別やいじめがあるという話も聞いています。さまざまな支援とともに、心のケアが必要です。

　一方、県内に残っている子どもも、心のケアが必要な子が非常に多いです。７月の３連休に、県内の教職員を集めて「サマーセミナー」を実施し、そのなかで心のケアの問題について学習をしました。兵庫県に、阪神・淡路大震災のときに子どもたちのケアを行ってきた人たちがつくった「震災・学校支援チームＥＡＲＴＨ《アース》」という組織があります。これは、兵庫県の教育委員会が管轄し、メンバーのほとんどが兵庫県教組の組合員だそうです。

学習会では、「震災のあと、復興の展望がみえたときにどういう支援をするか、のノウハウはあるけれど、福島では放射能があるのでその展望が見えない。今まで私たちが勉強してきた範囲をはるかに超えているので、逆に現状を聞かせてほしい、勉強をしていかなければならない」と、そういうようなお話をされていました。

被災者である教職員に「兼務命令」

実は、子どもたちだけでなく、教職員も大変な状況におかれています。30キロ圏内にある学校に勤めていた教職員が、小学校で約800人、県教組の組合員は約500人います。この先生たちが全部、県内のあちらこちらに散らされています。自分自身も被災者で、避難を強いられ仮の住まいにいるのだけれど、彼らの苦悩をよそに、県教委は、「自校の子どもが転入している学校に兼務を命ずる」との方針を打ち出し、強制的に配置を進めました。

その結果、70〜100キロもの遠距離通勤を強いられた人、共働きの夫婦がぜんぜん違う方向の職場だったり、子どもの学校の関係などで子どもと離れて暮らさざるを得なかったり、介護ができなくなったり。そういった問題がたくさん出てきています。

これは、人事の問題で組合の大きな課題なので、ずっと交渉をしています。

「子どものために、全国どこへでも飛んでいきたい」

たとえばSさんは、原発から30キロのところにある、いわき市H中学校に勤務していました。H中学校は津波と火災により大きな被害を受けたため、C北中学校に機能を移転させることになり、4月段階で、引越し作業をしていました。市長は「学校が始まれば、いわき市は安全だというアピールとなる。入学式は安全を他に示す広告塔だ」といって、4月6日の入学式を決めたといううわさも出たそうです。めちゃくちゃな状態になっているH中学校で片づけをしながら引越し作業を続けるSさんは、「このようななかで、例年と同じように入学式・始業式をやるのでしょうか。市長、教育長は学校がこんな状況になっていることを知らないのでしょうか」と訴えています。しかも、「自分の子どもも小学校に入学するというのに、何の準備もしてやれません。とてもきついです」とも。同じような悲鳴を上げている教職員はたくさんいます。

また、自宅が原発から10キロのところにあり、双葉郡の小学校に勤めていたAさんは、

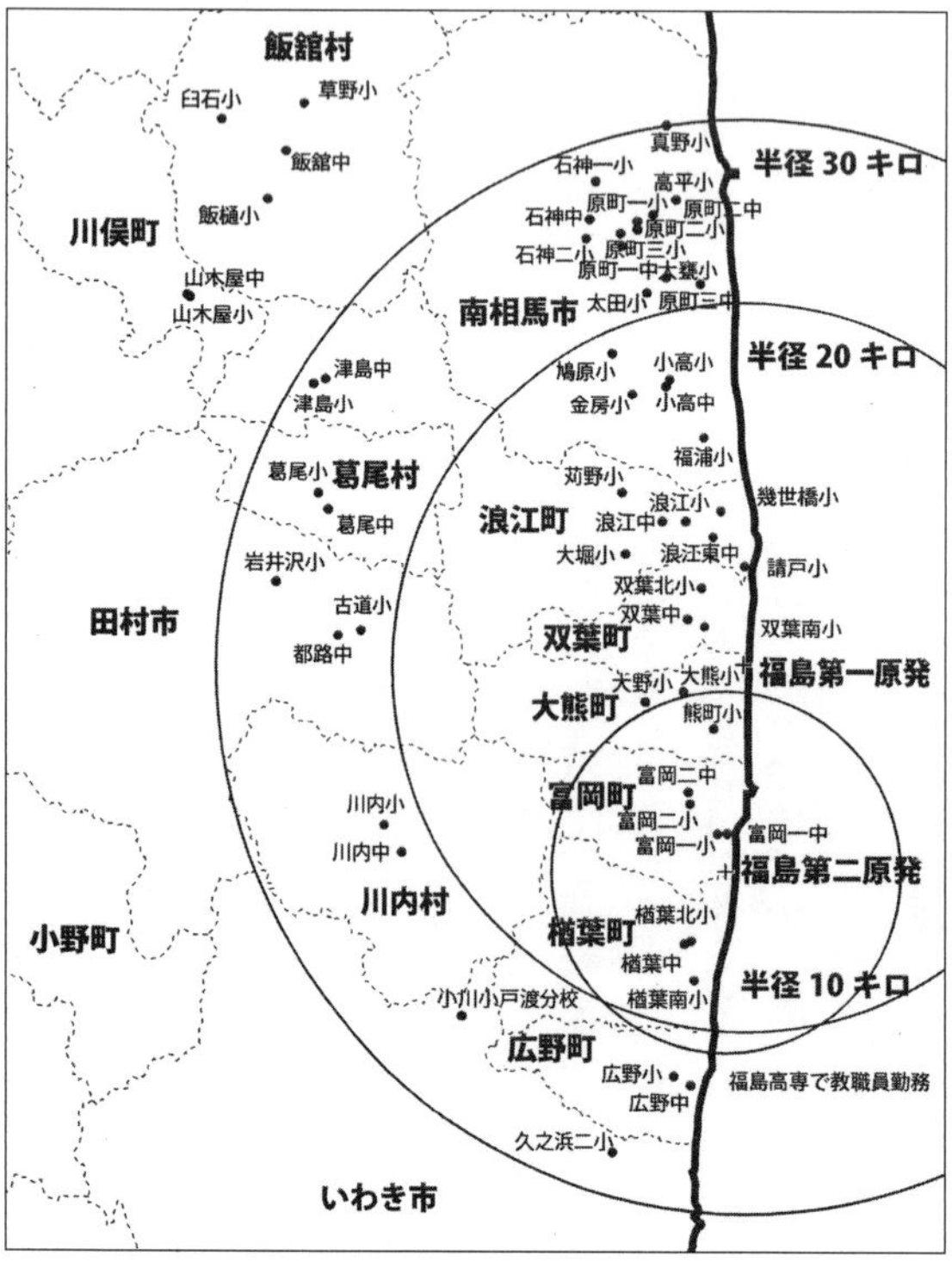

図表3　警戒区域、計画的避難区域、緊急時避難準備区域にある小中学校

埼玉に家族で避難。ところが、福島県会津若松市の小学校に兼務発令が出て、家族と離れて会津に赴任しました。埼玉から福島に戻るとき、埼玉に避難している自校の生徒たちに「なんで行っちゃうんですか」と泣きつかれたといいます。Aさんは、「全国各地に避難している子どもたちは置き去りにされています」「そういった子どものために、全国どこへでも飛んで行きたい気持ちでいっぱいです」と訴えています。

来年は教員採用がない！

学校教育が抱える問題にはもう一つあります。県教委は、来年は教員採用を行わないというのです。だから、今年は採用試験が行われなかった。高校は少し採るけれど、小中学校はゼロです。加えて、非常勤講師に対しては、「来年は働き場所がなくなります」という通知を出した。とんでもないことです。かなり交渉をしたのですが、だめでした。

県外には、８０００人くらいの小中学生が避難しています。そうすると、今残っている子どもたちの数に照らし合わせると、教職員が過員になる、「余る」というわけです。今は、「兼務」ということで、自校の子どもが避難した先の学校に張りついていますけれど。

でも、教育というのは、そんな数合わせで考えていいものではありません。今、教育長だけではなく、教育委員長にも直接、親書を出して訴えているところです。

県外にいる子どもたちを支えてほしい

私たちは、今、足元のことで精一杯です。ですから、日教組を通して組合の仲間に言っているのは、福島県から出て大変な思いをしている子どもたちを支えていただきたい、ということ。できれば、県外にいる子どもたちが、福島の前の学校の友達に連絡を取れるような機会、再会できる機会をぜひ実現させてほしい、ということも訴えています。

その取り組みの一つが、この夏の山形での自然体験ツアーでした。日教組・山形県教組・高教組の協力を得て、山形に避難している子どもと福島から行った子どもたちが一緒に楽しみました。同じ学校だった友達と会えるというのは難しいかもしれませんが、同じ福島の子ども同士がともに楽しいひと時を過ごすことができたことはよかったと思います。

全国の皆さんに訴えたいことの二つめは、放射能、被曝について、正しい理解をもってほしいということ。そうすることによって、福島の子どもたちに対する差別に結びつかないような対応をしてほしいのです。

三つめは、やはり、このような苦しみの大元は原発事故にあるということ。福島の子どもたちがおかれている実態のなかから、「原発とはどういうものか」を知ってほしい。なぜこんなに苦しんだり、生活をめちゃめちゃにされなきゃいけないのだろう。このつらさと、放射能のなかで生活せざるをえない状況をわかってほしいと思います。原発が、こうしたことの一切を引き起こしたのです。だから、「原発はいらない」と、強く訴えたい。人々のいのちと生活、それと、経済優先の一部の人たちだけの利権と、どっちが大切なのかということを考えてほしいと思います。

プロフィール

角田政志（つのだ・まさし）
1981年、小学校教員として教員の道を歩み始めた。1983年、福島県教組に加入。1989年、県教組青年部長、組織部長として5年間専従を経験。1994年、現場復帰し、小学校・中学校で教育活動を行う。2004年、県教組書記次長として専従復帰。2006年、離籍し、県教組書記長に就き現在に至る。

講演会や線量計の貸し出しでネットワークが広がった

――「明るく、できる限り気をつけて」というスタンスで

福島県教組郡山支部　書記長　鈴木　浩行さん
避難の権利集会 in 郡山　人見　やよいさん

教職員にきちんと情報を伝えないと子どもを守れない

――郡山支部は、地域の方々とつながって活発に活動をしているということを聞き、お訪ねしました。地域との連携は、原発事故が起こってからですか。

鈴木　いや、その前からいろいろつながりはありました。いろんな集会に来てもらったり。ただし、今回の事故以降は、集まって来る人が広がってはいますね。私たちが開く講演会に来ていただいたり、放射線の線量計を貸し出したりしているので、そういうところからもいろんなネットワークが広がってきました。

人見　市民が、「こんないい場所があったんだ。タダだし」ってわかってきたんですよね（笑）。印刷もさせてもらえるし、ここに来れば情報もあるし。

――そうなんですか。では、まず、福島県教組郡山支部の活動からお伺いできますか。

鈴木　古いことはわからないです。私は専従になって2年目です。それまでは現場の教員でした。あまり組合活動もやってこなかったのですが（笑）、先輩に「やってみろ」って言われて。こういう立場になってからは、いろんな企画を立てたり教職員の勤務労働条件の向上のため当局との交渉を行ったりしてきました。

　原発事故があってからは、とにかく情報を出さなければということで、このＦＡＸ通信『どんとこい』を頻繁に出すようになりました（資料参照）。3月15日からです。このとき56号でした。今日、出したもので151号になりました（取材は8月9日）。

　子どもを守るのは現場の教職員ですから

資料　FAX通信『どんとこい』

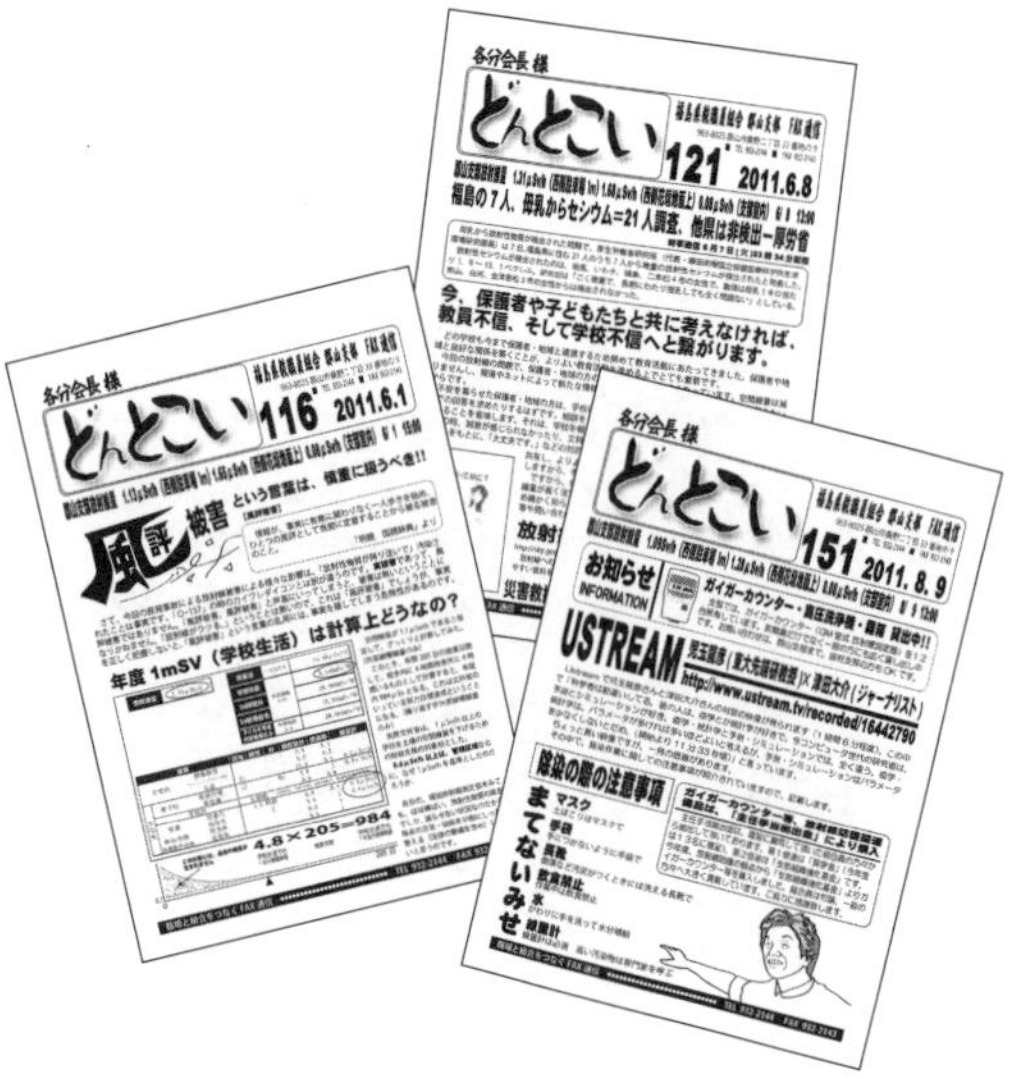

ね。教職員にきちんと情報を伝えないと、子どもを守れません。だから、安全サイドの情報を流さないと。学校の先生って、教育委員会や国から言われたことにノーって言えないことが多いから。

それに、原発事故が起きた当初は、情報が流れてなかったんですよ。だから、何が本当なのかわからなかった。県は、放射線量についても、1カ所で測った測定値をずっと出していた。やっぱり自分たちで動かないとだめだなと思い、放射線測定器が借りられたので、マメにいろんなところを測ることにしました。で、「こういうところが高いですよ」と伝える活動をしていった。当初は放射線の測定器がなかったので大変でしたが、そのうち入ってきて、今は12台持っています。

測定器を一般の人たちに貸し出し

鈴木　郡山市は、ホットスポットが点在しているので、それを自分たちで知っておかなければいけない。だから、測定器を一般の人たちにも貸し出したのです。除染用の高圧洗浄器も業務用のものを買って、貸し出しました。学校現場も校舎の除染作業を行うようになったのですけれど、市の財務では買ってはくれなかった。交渉しても購入できるようになるには時間がかかる。だったら買っちゃおうと。

それから、講演会も開きました。安全サイドのものの考え方を情報公開しなくちゃということで、崎山比早子さん（＊1）や広瀬隆さん（＊2）、槌田敦さん（＊3）たちに来ていただきました。郡山支部独自ではなくて、いろんな方と連携しながら計画してきたという経緯があります。とにかく郡山市内の会場という会場が壊れてしまったので、ここの支部の会議室を貸し出すことが多くなったのです。

そうこうしているうちに、ここに出入りする人が増えました。知らないうちに（笑）。

人見　3月11日前に比べてどの程度増えたのですか。

鈴木　2、3倍以上になりましたね。8月12日に「福島原発事故とこれからの農業を考える」という勉強会を開くのですが、これを主催した大川原悟君という若者も、以前、ここで開かれた講演会に参加してから情報交換するようになり、今回の勉強会を主催するまでになりました。

――市民運動の側も、新しい人が加わっていったということですね。

人見　そうです。

鈴木　それから、「安全安心を求めて行動する会」というグループが6月に立ち上がりました。郡山のお母さんたち6人でつくった会です。ここを紹介したら、「こんないい場所があったのか」って味をしめて、今はここを根城にしている。

人見　お母さんたち、ここに入りびたっていますよね。鈴木さんは、いまやお母さんたちのアイドルですね（笑）。

（＊1）医学博士。マサチューセッツ工科大学研究員、放射線医学総合研究所主任研究官を経て、高木学校（故・高木仁三郎さんが始めた学校）メンバー。

（＊2）ジャーナリスト。『東京に原発を！』『危険な話』などで原子力の危険性を訴え続けてきた。最新刊に『FUKUSHIMA　福島原発メルトダウン』（朝日新書）がある。

（＊3）東京大学助手、理化学研究所研究員、名城大学経済学部教授を経て、09年まで高千穂大学非常勤講師。最新刊に『原子力に未来はなかった』（亜紀書房）がある。

文科省の基準に従ったら教職員は子どもたちへの加害者になるかも

――現場の先生たちの様子はどうでしたか。

鈴木　学校現場は、どの情報を信じたらいいのだろうかって悩んでいました。4月には、文科省が、学校の子どもの基準を出したでしょ。

人見　年間20ミリシーベルト問題（5ページ参照）ですね。

鈴木　あれが出て、現場は不安になったと思います。結局、その基準に基づいて指導したら、自分たちは子どもたちへの加害者になるかもしれないじゃないですか。

人見　ほんと、いつか加害者になる……。

鈴木　給食についても、今までは「残さず食べましょう」などと言っていたけれど、そういうことも言えなくなってしまった。食べさせることによって内部被曝をしたらどうしようか、と。現場の先生は、非常に苦悩しながら指導するようになっています。外にも出られないし、窓を開けるのもためらう。本当は、風のない穏やかな日は、窓を開けてもほとんど空間線量に変化がないという現場での実験データはたくさんあるんだけれども、やはり慎重にならざるを得ない。当初は、そんな感じでした。

被害者同士が争う状況になるのが一番こわい

鈴木　一方で、学者のなかにも「安全だ」っていう人もいるでしょ。年間100ミリシーベルトでも大丈夫って言う人が。「健康ランド福島県」だ、みたいなこと言っている人もいる。

人見　「ラドン温泉」だって言われてるんですけど（笑）。

鈴木　するとどうなるかというと、教職員のなかでも、「大丈夫だ」という人と、そうじゃない人に分かれてくる。本当に心配している人は、どんな情報を見ても心配だし、「心配してるサイド」の情報を、選択しやすい。

人見　そりゃそうですよ。自分が求める情報しか集めてこない。

鈴木　お互いに、自分の考えと違う情報はシャットアウトするんですよ。すると、現場のなかで分断が起こります。それがいろんなところで起こってくるので、非常に大きな問題になっている。でも、学校現場の教職員はそうであってはならないと思うんです。

　実際問題、家族のなかでもそういう分断が起こっています。たとえばお父ちゃんは何も心配しない。「大丈夫だ。そんなに気にするな」と言っているけど、お母ちゃんは「心配だ。子どもの将来を考えると眠れないくらい心配だ」という具合。それで争いになって、離婚するような状況になる人もいます。子どもたちの間でも、外で遊んでいる子と遊ばない子がいますから、「お前、何で遊ばないんだ。弱虫」「そんなに恐れることねえべ」ってなる。そういう状況が生まれています。

　地域のなかでも、職場のなかでも同じ。そういう状況がこれからもっと深刻になるのではないかと思います。それが一番おそろしい。みんなバラバラにされてしまいかねない。

　このままだと、被害者同士でいがみ合う、争うという状況になってしまう。農家の問題も同じで、彼らも被害者なんだけれど、つくったものを売らなくちゃならない。だけど、消費者としては危険だから買わない。買いたくない。被害者同士が争うようになる。深刻な問題だと思います。

――それを打ち破るのはどうすればいいんでしょう。

鈴木　なかなか難しいと思います。感情の問題もあるので……。できることといえば、きちんと情報を出して、「大丈夫」と言っている人たちには「そんなことないですよ」というメッセージを出し、「とても危険だ」と言っている人たちには「こういうことをすると放射線量を減らせますよ」というようなアドバイスをすることでしょうか。

　ともかく学校現場に対しては、私たち組合が情報発信源にならないといけない。それはすごくそう思います。

人見　本当はね、みなが手を取り合って進んでいかなきゃいけない状況なんですけどね、福島県はね。分断されてしまうと、力も発揮できないので。

風評＝補償しないということ!?

——もとはと言えば、原発が原因なのにね。国や東京電力に問題があるのに。

人見　汚染された稲わらをあげた農家が悪いみたいに言われるんだよね。

鈴木　そりゃ、あげるって。農家の人がどれだけ汚染されているかなんてわからないんだから。これほど「安全だ、安全だ」と言われていたらあげますよ。

人見　ずっと「風評なんだ」「安全だ」って言っていましたからね。それが今になって、稲わらをあげた農家が悪いと見当違いのところを責めているのはよくないですよね。

鈴木　「風評被害」っていうのはゴマカシです。私はそう思っています。『どんとこい』にも、「風評被害という言葉は、慎重に扱うべき」と書きました。「風評だ」と言うのは「補償しない」ということだよね。

人見　補償したくないから、そんなこと言っていたわけですよね。基準を20ミリシーベルトにあげたのだって、被害者を少なくしたいからでしょう!?

鈴木　風評じゃなくて、実被害ですよ。やっぱり、いろんな情報を出していくことは大事ですね。

高校野球が部活開始の引き金に？

——先生と親、先生と子どもとの間で意見の違いが出てくるような場面はありますか。

鈴木　やはり、部活でしょうね。

人見　子どもはやりたいよね。

鈴木　子どもはやりたいし、先生のなかにもやりたい人はいる。

人見　そうか。

鈴木　だから制限はかかっているのだけれど、思い切ってストップをかける動きにはなかなかならないですね。もちろん、保護者のなかにもいますよ、「やれ」っていう人は。高校野球なんか普通にやっているからね。それ見たらやりたくなっちゃうよね。ああいうところからなし崩しになっていくんだよね。

人見　一回表土を削ったから、大丈夫という人はいますからね。

「放射性物質」の土は簡単に移動できない

——校庭の表土の除去は、郡山市ではほぼ終わっているのですか。

鈴木　1マイクロシーベルト以下の学校についてはほぼ終わっています。文科省は、毎時1マイクロシーベルト以上の学校を土壌の空間線量を下げるための財政支援の対象校にしました。だから、高いところはとにかく削って。今、一番高いところで0・7マイクロシーベルトくらいです。

人見　でも削った土、埋めちゃいましたよね。大丈夫なんですか。

鈴木　埋めれば線量は低くなるんだけれど。将来的には、最終処分場をつくって、埋めた土をまた掘り出して、そちらに移動させたいということです。

人見　でも、雨が降ったら、放射性物質は漏れ出さないんですか。

鈴木　地下からでしょ？　まあ、そんなには移動しないのではと言っている学者もいるん

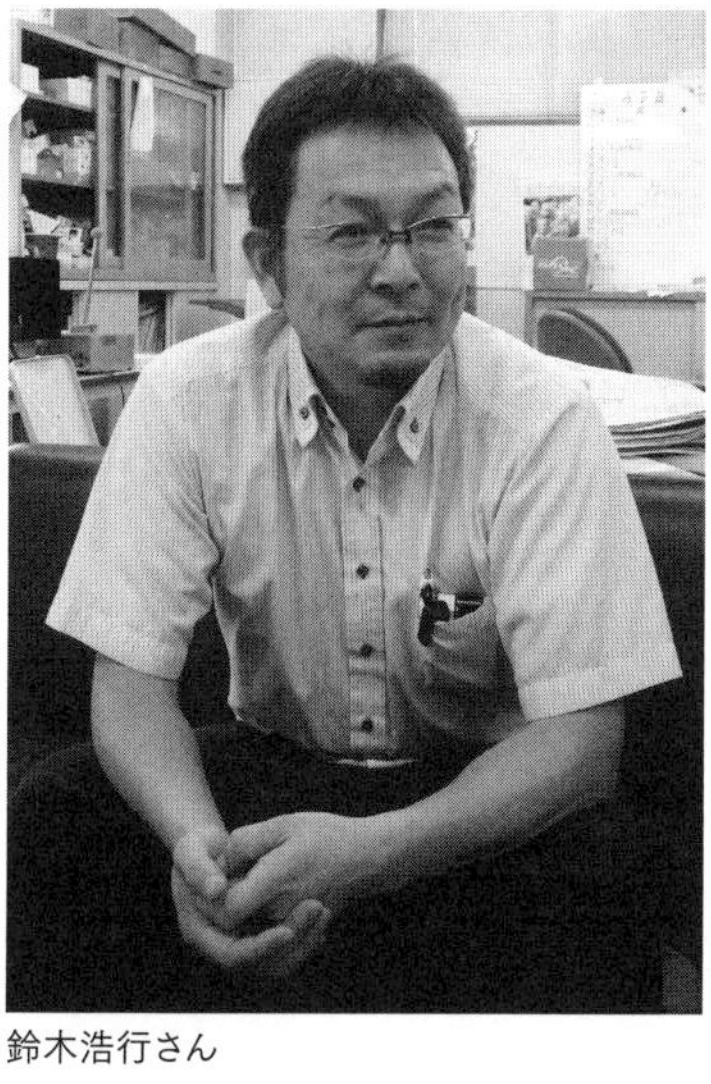

鈴木浩行さん

だけれど。わからないですね。

人見　土は、いつ移動させるか決まっているんですか。

鈴木　いや、法律が決まらない限り、動かせない。

人見　そうか。放射性物質の移動になるからね。放射性物質は勝手に移動しちゃいけないんですよね。でも、あのままってわけにもいかないですね。いずれ、埋めたことを忘れて、子どもが花壇をつくるかもしれないし。何年かしたら。

夏休みの転校希望者は約1万5000人

――郡山市では、避難した子どもはどのくらいいますか。

鈴木　学校によっては100人規模で転校しています。五百何十人の学校で、1学期の間に百何十人が転校しているところもある。空間線量の高い学校では、何十人規模ですね。

――かなりの数ですね。

鈴木　8月9日付『福島民友』（福島の地域新聞）によると、7月15日の調査で、夏休み中に県内から県外に転校を希望する小中高生は1130人に上ると書いてあります。原発事故発生から7月15日までに県外に転校した小中学生は、7672人。県内の別の学校へ移るケースも含めると、転校したか夏休み中に転校を希望している小・中・高生は、1万4176人だそうです（表1参照）。

――県外に避難した方のなかには、住民票を動かして転校手続きをとった人もいると思うのですが、そういう方は、避難した先の教育委員会の管轄になってしまうんですよね。

鈴木　全部が全部、転校手続きをとっている人ばかりではないですが、そういう人は、基本的にそうなりますね。

――今、福島で住民全体の健康調査をするという話を聞いていますが、県外に住民票も移した方はどうなるんですか。

鈴木　それは今、検討しているんじゃないですか。3月11日の時点で考えてもらわないとね。

人見　3月に住民票が福島にあった方、全員を追いかけてくれないと。

4カ月も前の行動など思い出せない

――学校での健康診断などはやっていますか。

鈴木　それは、まだ決まっていません。まず、県が健康調査をしたいということのようです。それもいつになるかわからないですけど。

人見　行動調査をすると言っていましたね。3月の行動調査って言われても、私、何やっていたのか思い出せないですよ。屋外にいた時間とか、覚えているわけないですよ。そんな4カ月も前のこと。

鈴木　「何を食べたか」だって覚えているはずないじゃないですか。昨日何を食べたかさえ忘れているのに。

人見　そんなの調査できるわけがないでしょう。

鈴木　多めに書いておくしかないよね。

人見　「一日中、外にいました」って？

鈴木　そうそう。そうすると、早く調査してくれるかも。

人見　「裸でいました」とか（笑）。

鈴木　ラジオ福島でね、「裸でいても大丈夫」というような表現で、「安心」宣伝していたんです。

人見　こわいですよね。某アドバイザーが出ていて、「安心してください」って言っていました。「窓を開けていいですよ。外に出ても大丈夫」って。

表1　転校した人、転校を希望している人

	県内	県外
原発事故発生から7月15日まで	4,575人	7,672人
夏休み中の転校希望	799人	1,130人

（注）7月15日までは小・中学生。夏休み中は小・中・高生
出典：『福島民友』2011年8月9日付

鈴木　放射能がバンバン空気中に飛んでるような時期に、何度も言っていましたね。
人見　私たちも、尿からセシウムとか出るんでしょうね。
鈴木　間違いなく出ますね。あとは量の問題でしょうね。

バイクや手押し車を使った サーベイシステムはできないか？

──学校では、どういう対策をとっていますか。
鈴木　学校によって違いますね。指導しているのは、「外に出るのは気をつけろ」とか。県で出したのは、「マスクをしよう」とか「手洗い、うがいをしよう」というもの。
人見　そんなレベルなんですか。風邪対策みたいな（笑）。学校は、通学路の放射線測定マップはつくっていないのですか。
鈴木　測定は始まっています。それぞれの学校現場に、線量マップをつくりなさいということで。
人見　つくるのは、大変ですね。保護者とも協力し合ってできないですかね。
鈴木　学校によっては、もうつくっているところもあるんですよ。
人見　すごいですね。線量計を自分たちで用意して？
鈴木　そうだと思います。県は「自動車走行サーベイシステム」というのを持っているのですが、それで測ればいいのにね。福島県がこれを20台導入したそうです。ただ、10秒間隔の測定だからね。それと、車だと入れない道もあります。バイクや手押し車に取り付けてやるといい。今は、GPSと連動しているのだから、こんなの簡単にできるはずだし、ガイガーカウンター（GM管で測定するタイプの測定器）の機種による誤差や測定方法による誤差等を考えても、正確なマップづくりができる。
人見　個人が手動で測っているのは、非合理的ですね。
鈴木　すぐできるはずですよ、バイクや手押し車を使ったサーベイシステム。ただ、現場で必要なのは、何丁目何番地というレベルの測定値です。ホットスポットを特定しないといけない。とくに学校現場でほしいのはそういうマップです。

牛乳だけは地元のものが給食に

──先ほども少し出ましたが、学校給食のことは、みなさん心配だと思うんですけど。地元の生産者との関係もあるでしょうし、そのへんのことはどうお考えですか。
鈴木　学校現場では、今は地産地消とは言っていません。少なくとも、郡山市の教育委員会では言っていない。
人見　いわき市は？
鈴木　いわき市は、市長が「地産地消を進めます」というようなニュアンスの発言をしました。そして、ネット上で袋叩《ふくろだた》きにあいましたね。
　ただ、食材は牛乳だけはだめなんですよ。学校給食法施行規則第1条に「学校給食の開設の届出は、学校ごとに次の各号に掲げる事項を記載した届出書をもつてしなければならない」とあり、その2に、「完全給食、補食給食又はミルク給食の別及び毎週の実施回数」というのがあって、そのすべてにミルクとあるんです。飲む・飲まないは保護者の判断によるということになっていますが。「飲まないときは学校にお知らせください。その分返金します」と言っている。
人見　牛乳は地元の牛乳なんですか。
鈴木　そうです。決まっているんだよね、契約があって。
人見　それは、県で放射線量の測定はしているんですか。
鈴木　業者で測定はしていると思いますよ。

ただ、もともとの国が決めた基準値が高いでしょ。５００ベクレルだから。それに公表もされていない。

人見　やっぱりみんな、不安でしょうね。

鈴木　ただね、地産地消にこだわらないといっても、全部遠いところから野菜を取り寄せるのは難しいでしょうね。考えたらわかるけど、僕らだって、店で遠いところの野菜を買おうとしてもしんどい思いするから、やっぱりそれは厳しい。できる限り、放射線量の低いものをと、現場の栄養職員の先生たちは頑張っているけれど、１００％放射能を防ぎ切れているかというと、それはわからないです。

測定器の購入代は東電に支払ってほしい

――食品の放射能測定器は、まだ学校には導入されていないんですか。

鈴木　１台４３０万円くらいするらしいから、なかなか難しい。

人見　簡易測定器は１００万円って聞きましたけど。

鈴木　ピッピピッて測れるのは４３０万円で、刻んでギュッて詰めて入れて、空気抜いて、というのが１００万円。測るのに、けっこう時間がかかるんだよね。

――各学校で食材を測定できれば、安心なのでは？

人見　給食センターごとで測れたらいいのに。

鈴木　「安全安心を求めて行動する会」のお母さんたちが、今度それを要求する方向です。

――郡山市では、給食は給食センターでつくっているのですか。

鈴木　中学校は、ほぼ給食センターです。ただ、なかには給食センターから運びきれないところもあるので、そういうところは自校給食をやっています。小学校は基本的に自校給食です。小学校は60校あるでしょう。だから、各学校に測定器を入れるというわけにはいかないでしょうね。

人見　測定器の購入代は東電に払ってもらいたい。４３０万×60校分、2億５８００万円。だって、こんな事故が起きなければ、必要がない出費ですからね。

先が見えない大変さ

――そのほか、福島に残っている子どもたちのことで、心配なことはありますか。

鈴木　先が見えないですからね。このまま放っておかれたら、状況は改善しないですよ。放射線量だって、来年劇的に減るなんてありえないんだから。除染しない限りはね。そうなると、このぐらいだったら大丈夫だろうっていって、外で遊んだり、ふだんと変わらない生活を送るようになる。そのへんが難しいです。

――放射能に気をつけている人も、半年経ち、1年経ちしたら疲れてきますものね。

鈴木　するとどうなるかというと、「大丈夫だ」という情報に、だんだん寄っていくと思うんです。急性障害が出るわけではないから。

人見　じわじわきますからね。

鈴木　ただ、精神的にまいるのはいやだなと思います。某アドバイザーの言うとおりになってしまうから。「くよくよすると放射能にやられます」って言っていた。「くよくよしてなくてもやられたよ」って言いたい（笑）。

人見　悔しいですよね、彼の言うとおりになったら。

鈴木　だから、精神的にまいっちゃいけない。「明るく、できる限り気をつけて」というスタンスでいきたい。

プロフィール

鈴木浩行（すずき・ひろゆき）
福島県教職員組合県中南ブロック中央執行委員兼郡山支部書記長。1963年生まれ。小学校教員。2010年度より現場を離れ専従に。小中学校時代は、田舎に育ち学校まで往復12kmを通学していた。しかし、その豊かな大地には放射性物質が大量に降り注いでしまった。

※人見やよいさんのプロフィールは29ページ参照。

避難したい人と受け入れ先をマッチング

――迷っている人の背中を少し押してあげること

ハーメルンプロジェクト代表
志田 守さん

目の前に避難させる対象がいたから始めた

　私は、3歳と6歳の子の父親です。原発事故が起こったあと、静岡に住んでいる妹に「ちょっと悪いんだけど、しばらく子どもを預って」と電話して、4月7日から5月21日まで子どもを預けました。「ハーメルンプロジェクト」を立ち上げた動機は、実際に避難させる対象が目の前にいたということです。福島県に子どもはたくさんいます。その子どもたちを放射能被曝から守らなきゃと思ったのです。

　その思いが行動を生みました。何の準備もなく始めたのです。もちろん、お金もありません。でも、動き始めたら支援の手が差し伸べられるだろうという直感がありました。まさしく今、自分が磁石になったような状態で、欲しいもの、必要なものが集まってくるようになりました。通常の状態であれば、今私がやっていることを準備するのに相当のマンパワーもお金もかかるだろうと思うのですが、今回はあとからそういうものがついてきたのです。

　5月14日に、ここ（福島県教組郡山支部の事務所がある郡山教組会館）でメーデーの集会があって、チラシをまいたのがスタートです。それで、5月26日に、1回目の相談会をここで開きました。8人くらいのお母さんが来てくれたかな。

　私たちの仕事は、まず避難したい人を見つけて、あとはそれを受け入れてくれる場所を見つける、この2つだなと考えました。それで、まず避難したい人を見つけるために、チラシを配ったのです。

受け入れ先を探す

　次に、受け入れ先を探すのはどうすればいいんだろうと考えました。災害対策本部に電話をすれば何かわかるかなと思って、最初、岡山県の災害対策本部に電話をしたのです。「郡山に住んでいる者ですが、避難者の支援は岡山県で始まっていますか」。すると担当窓口の人が、「やっています。生活当座資金として10万円。これは返済義務のないものです。雇用促進住宅や公営住宅を再来年の3月17日まで無料で貸します。あと、冷蔵庫、洗濯機、鍋など生活用品を27品目用意します」

と答えてくれました。「ほかには？」と尋ねると、「県の臨時職員も募集しています。これは、採用されるかどうかはわからないけれど」とのこと。なるほど、そういう支援を受けられるのかとわかって、片っぱしからほかの自治体にも電話をかけまくったんです。30カ所くらい。電話代がずいぶんかかりましたけど（笑）。

　その結果、①住宅に関しては無償で貸与してくれる、②生活資金はゼロのところと、10万〜30万円のパターンがある、③生活用品の提供は自治体によってまちまちだが、日本赤十字社が家電6点セットといって、テレビ、洗濯機、炊飯器、冷蔵庫、電子レンジ、ポットを無償で貸与してくれる、そういうことがわかりました。

「マッチングサイト」の活用

　ただ、日本赤十字社の6点セットは申込者が6万人もいて、届くのに約2カ月かかりますと言われました。この暑いときに、冷蔵庫が来るのに2カ月もかかるのではダメだな。それ以外の方法を考えなくちゃと思っていたところ、北海道や関西に「マッチングサイト」というのがあることを知りました。

「冷蔵庫が欲しい。〇リットルのもの」とか「子ども用の100センチの服が欲しい。タオルケットも欲しい」などと被災者の欲しいものをホームページに登録しておくと、市民ボランティアがそれを見て、必要な品を送ってくれるという仕組みです。これだと家電製品や家具などいろんなものが早く手に入るし、子どもの布オムツなども、要請すれば準備してくれます。私たちはこれをずいぶん活用しました。

行政、民間企業、市民ボランティアの力を組み合わせて

　なにかプロジェクトを進めるとき、それに必要なことを一人が、あるいは一つのところが全部やってくれればベストなんだけれども、それはなかなか難しい。でも、活動をするなかで、たとえば行政、民間企業、市民ボランティア、この3つをうまく組み合わせ、ジグソーパズルが完成すると欲しいものがみな集まるということが、なんとなくわかってきました。

　一つのところでやると、「帯に短し、たすきに長し」になってしまうこともしばしばあります。でも、行政は行政の、民間企業や市民ボランティアもそれぞれ強い分野、得意とする分野がありますよね。それをうまく組み合わせる形でやるほうが、大変だけれど、うまくいくことが多いのです。

　100家族いると100通りの要望があります。それぞれ家族構成が違いますから。相談者から「家族何人で、どこどこに行きたい」という希望を聞き、「それなら、こういう方法がありますよ」と案内します。それで、たとえば家具がないとなったら、「じゃ、それについては、こんなところでマッチングさせてみましょう」などとアドバイスするのです。もちろん、選択・決定するのはお父さん、お母さんたちの仕事です。

ローンの一括返済を求められたケース

　なかにはローンの問題を抱えて悩んでいる人もいます。子どもが4人いるAさんは、5年前に家を35年ローンで買いました。で、今の福島の状況はどう考えても、子どもにはまずい。家より子どものいのちを守りたいから、避難するところを見つけてほしいと相談にきたのです。それで、彼女たちが選んだ避難先は沖縄でした。沖縄のいい点は、生活当座資金が20万円出ること。沖縄までの交通費もタダなんです。あと沖縄に行って家が見つかるまでの期間、1カ月間ホテルに住んでいていい。もちろん、3食付です。Aさんは、仕事

も沖縄で見つけたいということで、さっそく引越しをしました。

　福島の家は、不動産屋に預かってもらって家賃収入を得る形で貸し出すのもいいし、あるいは売ってしまってもいいと考えていたようです。ところが、ローンを組んでいた福島銀行から電話がかかってきて、「福島銀行の支店がない場所に転居した場合は、一括返済をしてもらうことになります」と言われた。

　東京の人がマンションを買うのとは違って、郡山では、35年ローンで家を買う人は転居は考えないのが一般的です。それで、契約書のなかに、「転居した場合は全額を請求できる」という条項があったのだけど、よく読んでいなかったらしい。当人はびっくりしますよね。それで、「志田さん、どうしよう」と相談してきたのです。

　私は、「お金のことは気にしなくてもいいよ。解決する手はあるはずだから」と話しました。だって、福島がとんでもない状況になっているから、避難せざるを得なかったのです。自己責任でやっているわけじゃない。それなのに残りのお金を全額払えなんて、ふざけるのもいいかげんにしろと言いたい。その請求は東電にしてください、と言いたいですよね。結局、この件は知人の弁護士に任せることにしました。

少しだけ後押しすれば前に進める

　避難といっても、引越しするという大掛かりな避難もありますが、1日とか2日だけ避難するという企画も準備しています。

　一生懸命頑張っているお母さんがいて、「1日だけでも行ってきたら」とすすめても、「私だけ行くわけにいかない」と言います。「一緒に測定や除染をしたりして頑張ってきた人たちに悪いから」って。

　そういう人に対しては、「わかった。じゃあ、ハーメルンの仕事として、そこがどういうところなのか家族で行って見てきてください」と言います。「とりあえずデジカメで2、3枚、写真撮ってきてね。それで、どんな気持ちになったか報告してください」と。

　先日も、そうやって〝仕事として〟1日新潟に行ってきた人が、こんなことを言っていました。「たまたま雨の日で、公園でベンチに座っていました。子どもたちが雨のなかを、水たまりでパチャパチャ遊んでいた。それを見たら涙が出てきました。こういう当たり前の景色が、福島では見ることができないんだと思って」と。彼女は、「抱えていたストレスが消えて、また前に進めるようになった」と喜んでいました。

　福島に残っているのは、後押しが必要な人が多いのです。避難できる人は、すでに避難していますから。悩んでいてなかなか前へ進めない人を、少しだけ背中を押してあげる、あるいは、場合によっては手をつないで歩く……。そうすることによって、動き出すことができるのです。

全国から支援の手が差し伸べられた

　最初にも話しましたが、自分が動き始めたら、全国のいろんな人が、手を差し伸べてくれました。

　今、野菜プロジェクトというのをやっています。福島に残っているお母さんたちは、やっぱり子どもに福島の野菜は食べさせたくな

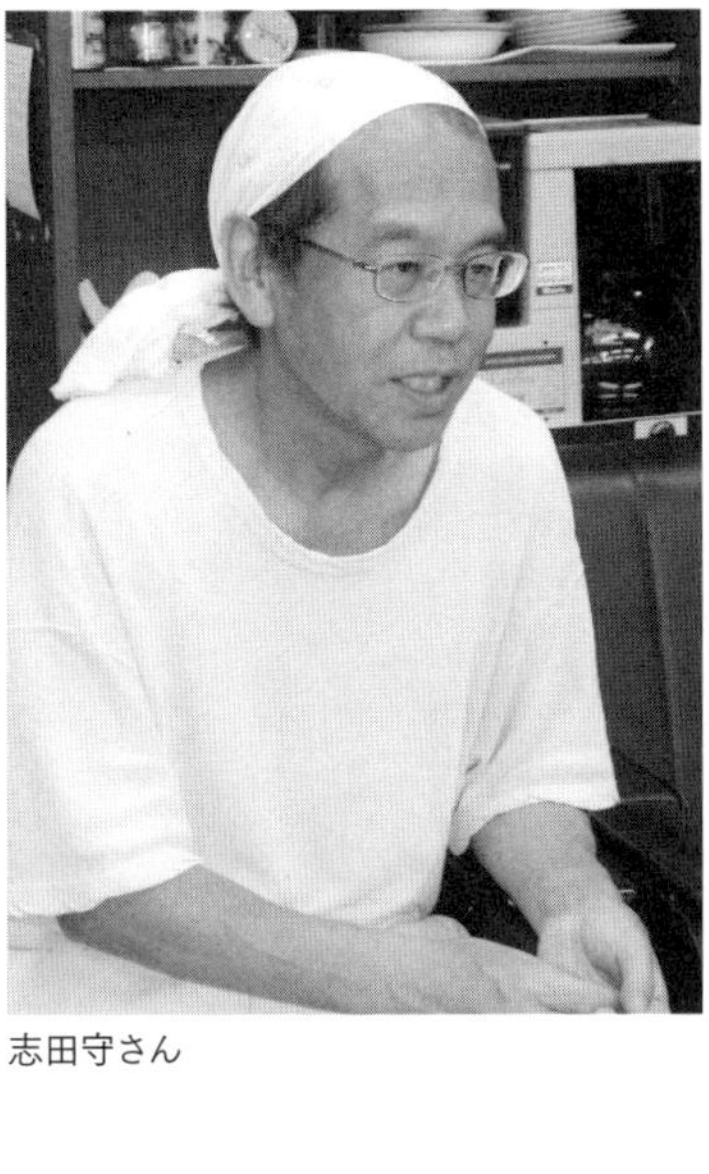
志田守さん

いと言います。でもお店にはあまり売っていないので困っていると聞き、北海道など放射能に汚染されていないところの野菜を共同購入しています。そういうことを発信すると、全国からいろんなものが送られてきます。みんなが福島を支えようとしてくれている。とてもありがたいです。

孫正義さんが立ち上げた東日本大震災復興支援財団が、子どもの支援活動を助成する「子どもサポート基金」を創設しました。実は今日（取材日は8月9日）、これにハーメルンプロジェクトも申請するようにという連絡をもらいました。もし、この助成金が下りたら次は何をしようかと考えています。

さまざまなケースに対応していきたい

たとえば、これまで全国各地に避難したい人を送り出してきましたが、その人たちがその後どういうふうに暮らしているかが気になっています。また、受け入れてくれた方々に、お礼の表敬訪問もしたいと思っていました。今までは自腹でやっていたので、なかなか行くことができなかった。なので、そういうことに使いたいというのが一つ。

また、避難できない人のなかには、病気のおばあちゃんを抱えているからというようなケースがあります。あと、障がいをもっている子どもさんは、誰かサポートする人がいないとなかなか受け入れてもらえない。子どもではなくお母さんが障がいをもっている人で、「お母さんも一緒に避難させてほしい」という相談もありました。そういうさまざまなケースに対応していきたいと考えています。

ペットを飼っているから避難できない、という人もいるんですよ。今までペットと一緒に暮らしてきた人たちが、ばっさり切られてしまっている。なかなかそこまで目が届かないですから。ペットを預かったりペットへの支援物資を送る活動をしている団体もありますが、ハーメルンでも、ペットにかかわるプロジェクトをつくりたいと思っています。

原発をやめさせるためにできること

ハーメルンプロジェクトは反原発の団体ではないのですが、私は福島県に住んでいる人間として、反原発を唱えてもいい権利があると思っています。福島の子どもたちがこのような状況におかれてしまったのは、広島・長崎で原爆を落とされた国が、戦後またアメリカに「平和利用だ」といって洗脳されて原発をつくり続けてきた結果なのです。だから今、私たちの時代に目を覚まして、危険な原発はもうやめなければならない。それを今できなかったら、今後もできないでしょう。

そのためにできることとして、①原子力推進企業（メーカー）のものを買わない、②推進派の政治家に投票しない、この2つが私たちの大きな武器になると思っています。これをみんなにどうやって拡散していくのかを、考えていきたい。

私はずっと福島で動いていて、これまでは、東京に行ったり宣伝したりしなくても、目の前にあることをやろうという意識が強かったのです。ただ、先日、3日間東京に行っていろんな人に話をしてきて、東京など都会の人たちに私たちの現状を話していくほうが活動が広がるなと思ったので、今後、またそういう機会があれば行きたいと思っています。ぜひ、福島の現状を知ってほしいし、子どもたちを避難させる活動に協力をお願いしたいと思います。

プロフィール

志田守（しだ・まもる）
家族は、妻、3歳の娘と6歳の息子。仕事は学習塾をしている。そのため子どもとのかかわりが多く、福島の子どもすべてを避難・疎開させようとハーメルンプロジェクトを立ち上げた。子どもの健康と安心・安全を守りたいと思う親のために話し合いの場や、避難情報、関連する活動などを知らせている。

東電への「損害賠償請求」運動を開始

――自主避難者にも補償と行政的支援を

子どもたちを放射能から守る福島ネットワーク 郡山事務局 人見 やよいさん

避難の権利集会 in 郡山

地元から声を上げていきたい

8月2日、郡山教組会館で、「『避難の権利』集会 in 郡山」を開きました。

福島市で開かれた集会で、自主避難者にも「避難の権利」があるということを東京の福田健治弁護士が提案されていて、それが非常によかったといううわさを聞いて、ぜひ郡山でもやりたいと思い、企画しました。

郡山市も福島市も、避難区域や計画的避難地域等には入っていませんが、放射線量はとても高いです。そこで、子どもを放射能被曝から守るために避難させたいと思っても、自主避難についてはきちんとした賠償の方針が定まっていないため、経済的な制約が立ちふさがり、避難に踏み切るのが難しいというのが現状です。だけど、私たちにも避難する権利があるんじゃないか。つまり、自らの被曝のリスクを知る権利や、自主避難をした場合に補償や行政的な支援を受けられる権利があるはず。それを求めていかないと、いつのまにか、中通りは放っておかれて、「あの人たちは被災者じゃない」と言われてしまうおそれがあると思うのです。ともかく、地元から声を上げていきたいと、集会を開きました。

「避難の権利」とは情報を得られることと支援を得られること

法的観点からみた「避難の権利」について話してくださった福田健治弁護士は、「避難の権利」の根拠として、日本国憲法前文（われらは、全世界の国民が、ひとしく恐怖と欠乏から免れ、平和のうちに生存する権利を有することを確認する。）、憲法第25条の生存権（すべて国民は、健康で文化的な最低限度の生活を営む権利を有する。）、国際人権条約である子どもの権利条約第24条（……到達可能な最高水準の健康を享受する……ことについての児童の権利を認める。等）を示しました。

そのうえで、「避難の権利」の内容について、次の二つをあげています。一つ目は、私たちが避難するべきかを考えるうえで、基礎となる情報が得られること。権利というのは、自分たちで決めるということで、そのためには、必要な情報が国や行政から与えられる必要があるといいます。

二つ目は、避難をすると決めた人に対して、十分な支援が与えられること。たとえば、避難しようと思ったらまずお金が必要です。また、住居や学校のことなど避難を受け入れるサポート体制を整えることも必要です。避難の権利を実現していくうえで、これが車の両輪になるというお話でした。

「サテライト疎開」の実現を

7月19日には福島市で、子どもの被曝を低減するための対策について、原子力災害現地対策本部と交渉を行いました。そのなかで、「選択的避難」「サテライト疎開」についても要請。その交渉の様子を「国際環境NGO FoE JAPAN」の満田夏花さんが報告しました。

「選択的避難」というのは、住民が自らの判断に基づき避難を行うことを、正当な賠償の支払いや行政措置などにより保証していくことです。応対した原子力災害現地対策本部室長の佐藤暁さんは、「自らの判断で避難するのは勝手」と発言。避難を強いられた住民の苦悩に向き合うことなく、すべてを自己責任とし政府の責任を放棄する許しがたい回答でした。

「サテライト疎開」というのは、学校や支所などを核とする疎開者コミュニティの形成により、疎開地で〝福島人〟として暮らす疎開のことです。「子どもたちを放射能から守る福島ネットワーク」(33ページ参照)の中手聖一代表は、「故郷の除染が進み、帰れるようになるまで、疎開地で福島人として暮らす、サテライト疎開を実現させたい」と訴えました。これに対して、佐藤対策本部室長は、「文部科学省が福島県と連携して継続的なモニタリングを実施しているが、放射線量は事故直後に比べて低減しており、大きな変動がないことを確認しています」と、訴えに対してかみ合う回答をしませんでした。

避難を妨げている理由は「経済的不安」と「仕事」

8月2日の集会では資料として、7月25日に「福島老朽原発を考える会(フクロウの会)」と「国際環境ＮＧＯ　ＦｏＥ　ＪＡＰＡＮ」が行った「自主避難に関するアンケート結果」が配られました。

これによると、避難を考えている人の多くが、避難を妨げている理由として「経済的に不安である」「仕事上の理由で」をあげており(図1参照)、避難をした人にとっても、福島と避難先での二重生活に伴う費用の増加が問題になっていることが明らかになりました。

また、「避難を具体的に検討している、または考えている」と回答した人が、すでに避難をしていると回答した人の倍近くあり、「多くの潜在的避難者が存在することが推察される」と分析しています。

アンケート調査の結果から、「避難区域外の『自主』避難者に対して、事故直後の一時的避難やその後の継続的な避難に対し補償が必要であること、避難により失業を余儀なくされる人のために就労支援が必要であること、そうした措置が、避難をしたくても避難できずに苦しんでいる人たちを救う道でもあること」が明らかになったと述べています。

自主避難者も「損害賠償請求」を

この集会のなかで、東電に対して「損害賠償請求」をしようという提案がされました。東電は、「避難」「屋内退避」などが指示された地域の人に、避難にかかわる費用の一部を支払う、と言っています。そこで、自主避難をした人たちや避難予定者も、避難にかかった費用、医療費、営業にかかる損害や就労ができないことによる損害、精神的慰謝料などを請求しようというものです。慰謝料に関しては、避難地域の人たちについては、1人につき10万円と決まったらしいので、それに準じて私たちも、月10万円×6カ月×家族人数、を請求してみようということになりました。

実際に支払ってもらえる・もらえないはともかくとして、被害を受けている人たちがいるのだという事実を示さないことには、東電からも国からも放っておかれます。郡山市や福島市からもたくさ

図1　避難を妨げている理由

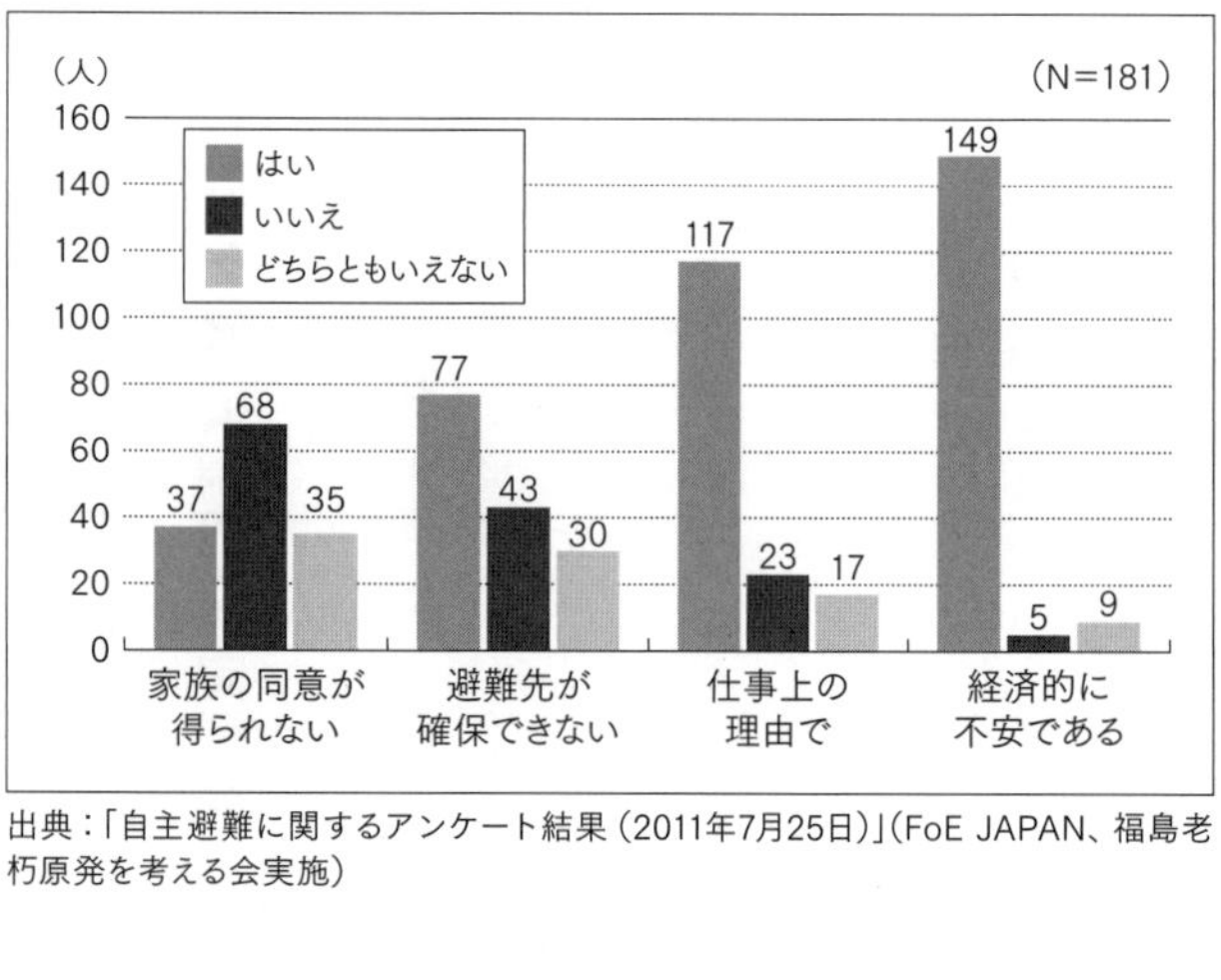

出典:「自主避難に関するアンケート結果(2011年7月25日)」(FoE JAPAN、福島老朽原発を考える会実施)

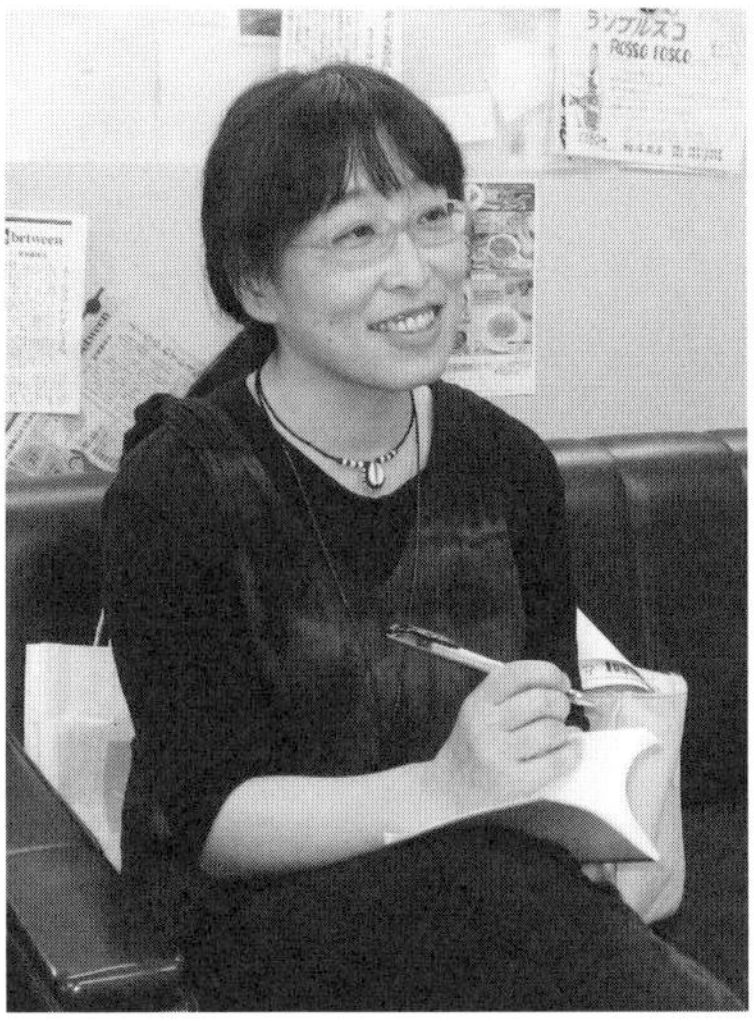

人見やよいさん

んの人が避難しているにもかかわらず、補償もなく、全部自腹で行っているというのが現状です。今後、自主避難者も賠償の対象にするべきだという世論をつくっていかなければなりません。

これは、8月10日締め切りで、12日に東電に提出することになりました（＊1）。

（＊1）8月12日、東電に対して、自主避難者・避難予定者からの請求書411通、自主避難者に正当な賠償を支払うべきという要請書、そして自主避難者・避難予定者の声をつづった「私たちの声をきいて下さい」を手渡した。請求総額は、10億9270万2194円（1人当たり約293万円）。

「中間指針」に自主避難者への賠償は盛り込まれず

7月29日、原子力損害賠償紛争審査会（＊2）が開かれ、「中間指針」が出されましたが、これに自主避難に関する賠償は盛り込まれていません。紛争審議会では、引き続き審議することになっています。

やはり、自主避難者への補償を実現させるためには、まず、地元から声をあげていく必要があります。同時に、私たち自身も、自分が被害者、被曝者なんだということを意識していかないといけないと感じています。

うちは子どもはいなくて大人ばかりの家族です。これまで避難は考えていませんでしたが、この状況がずっと続くとなると考えないといけなくなる。そうしたときに、きちんと補償がされるかどうかが判断の前提になるのです。

（＊2）原発などで事故が起きた場合、賠償の対象や範囲についての判定指針をつくったり、紛争に関する和解の仲介などをする機関。

地方の人々の犠牲の上に都会の便利さがあることを認識して

最後に訴えたいのは、原子力発電所が福島など地方の人々の犠牲の上に成り立っているということを、ぜひ都会の人に実感してもらいたいということです。ひとたび事故があったら、最初に被害を受けるのは福島の人なのに、そこに被害を押しつけたまま便利さだけを享受しているというのはおかしいと思います。原発で働いている人もいることを考えたら、とてもじゃないけど原発が必要だとはいえないはず。今も、被曝しながら収束作業にあたっている人たちがいるのです。だから、原発は、二度と動かしてはいけない。もちろん全国の原発を、です。そのことを都会の人に考えていただければと思います。

福島にも原発を受け入れてきた責任があるので、そこは私たちが反省し、福島に住む人間としての責任を果たしたいと思っています。

プロフィール

人見やよい（ひとみ・やよい）
1961年生まれ。地元情報紙記者。環境市民グループこおりやま「楽笑村」代表。「美しい故郷を次世代に」と脱原発運動に関わってきたが、怖れていた最悪の事態が起こり、「子どもたちを放射能から守る 福島ネットワーク（略称：子ども福島）」の活動に参加。

原発をなくさなければ安全な世界はつくれない

——原発問題には社会の問題が集約されている

ハイロアクション　武藤　類子さん、黒田　節子さん

「ハイロアクション」ができた経緯

武藤　「ハイロアクション」は、「脱原発福島ネットワーク」が中心になって２０１０年11月に結成しました。福島第一原発は、今年の3月26日で40年を迎えました。プラントの寿命は長くても40年といわれていますが、国が、あと10年は延長して動かすと言っていたことを受けて、この1年をかけてまず1号機を止め、原発なきあとの地域振興をどうしたらいいのかを合わせて考えながら、いろんなアクションを通してやっていこうと立ち上げたのです。

黒田　「脱原発福島ネットワーク」というのは、チェルノブイリ原発事故以後にできた団体です。できて、25年くらいかな。

武藤　「脱原発福島ネットワーク」のメンバーは50代が中心。だから、もう少し若い人にも入ってもらって運動の継承をしていきたいと、ハイロアクション立ち上げのときには、若い人に呼びかけました。

プルサーマルを止めたい

武藤　２０１０年、国と東京電力は、今回爆発した3号機でプルサーマル（＊１）を始めました。8月6日、原爆記念日に始まったのです。それをとにかく止めたいということで、一昨年くらいから動きが出てきて。8月6日に正門前で抗議行動したのですが、あれから1年ですね。

　本当は、10年前に日本で初めてのプルサーマルをやる予定だったのです。核燃料も搬入されて、いざ始めるというときに東京電力の事故隠しなどが発覚。前知事の佐藤栄佐久という人が、「このようなことでは困る」と言って検討会を開き、その結果、プルサーマルは白紙撤回されたのです。それで、10年前に搬入された核燃料がずっと10年間プールの中に保存されていました。結局、国のエネルギー政策に抵抗した佐藤栄佐久さんは失脚して、今の佐藤雄平さんが知事になりました。

黒田　現在の佐藤知事がプルサーマル再開を受け入れたのです。

（＊１）プルトニウムとウランを混ぜたＭＯＸ燃料を熱中性子炉（軽水炉）で燃やすシステム。

５００人集まったシンポジウム

武藤　私たちは、今年の3月26日に佐藤栄佐久さんもお呼びしてシンポジウムを開こうと、準備をしてきました。ところが、その2週間前に事故が起きてできなくなったため、7月18日に行いました。５００人くらい集まりました。

黒田　いい集会でしたよ。20年ぶりで会う人がいたりして。

武藤　全国から来てくれたよね。福島県内からも、しばらく運動から離れていた人たちが、また来てくれました。新しい人もいたし。反原発運動の集会でこんなに人が集まるなんて、ここ20年間なかった（笑）。

黒田　避難していた人たちも、この日は来てくれたしね。

武藤　私たちは運動をやってきたから、地震が起こったとき原発が危ないと思ったので即避難したんですよ。12日、13日に。私たちのような年代の人は、その後、しばらくして帰ってきたけどね。

それぞれの場所で活動を

武藤　私たちは、全国に散り散りになりました。私も、山形に避難しました。避難してすぐ、電話やメールで、全国にいる知り合いに、避難場所をつくってほしいと頼んだり、福島に住んでいる人たちに避難を呼びかけたりしました。県や町の行政にも働きかけを、個人的にしていました。福島に帰ってきてからは、「子どもたちを放射能から守る福島ネットワーク」（33ページ参照）や「ハーメルンプロジェクト」（23ページ参照）などができてきたので、そういうグループとつながりながらやってきました。

　メンバーで県外に避難していった人たちは、避難先でいろんな活動をしているんですよ。たとえば、石川県では地域の反原発運動をしている人たちとつながって一緒に活動したり、岡山、福岡、山形、東京などでは、「母乳調査・母子支援ネットワーク」（57ページ参照）のネットをつくったり、避難受け入れ先の立ち上げをしたり。避難先から福島に新鮮な野菜を送る運動を始めた人もいます。避難したそれぞれの場所で最善をつくしましょうと約束したので。

深刻な放射性廃棄物の管理

武藤　8月4日には、福島県知事宛に要望書を出しました。①放射線被曝の最小化（最悪の事態にならないように収束してほしいというのと子どもたちの避難の権利等を要求）、②すべての原発の廃炉とエネルギー政策の転換、③核廃棄物の管理、がその内容です。

　どれも重要な内容なのですが、今後の放射性廃棄物の管理の問題は、とても深刻な問題です。

黒田　校庭の表土にしても、除染したあと流れ流れて汚泥になってしまったものにしても、最終処分場の敷地を埋め尽くす勢いでたまる一方なんですよね。あれを見ただけで、原発問題の大変さというか、泥沼状況に愕然としますね。どこの地域でも受け入れないのは当然。どうするのかな。

武藤　結局、東電の原発の敷地内に持っていくしかないのかも。地域感情もあるし、とてもデリケートで難しい問題なんですけど。要望では、県がちゃんと東電と国に対して、完全に安全になるまで永続的に管理し続けることを要求してほしい、と言いました。これについて県は、回答書を文書でくれると言ったのですけど。

黒田　ここは脱原発派のなかでも意見が分かれていますね。東京の東電へという人と、放射能が拡散してしまうからやっぱり原発敷地内に置くしかないのでは、という意見と。いずれにしても非常に困難な事態になっている。

反／脱原発を明確に

黒田　ハイロアクションの特徴は、「反／脱原発」の立場を明確にしていることですね。

武藤　新しくできた団体の多くは、子どものいのちを守ろう、人権を守ろうということで活動しています。必ずしも「脱原発」を掲げているわけではない。でも、原発があると子どもの人権を守れないわけだから、究極的には原発をなくさなければ安全な世界はつくれない。

黒田　緊急事態だから、避難の問題、とにかく生活をどうするかが先決だけど、なぜこんなことが起こるのだろうと考えていけば、だんだん気づいていってくれるかな。

武藤　私も、チェルノブイリ原発事故が起こるまでは、原発のことには関心がなかった。人は、現実に起きたことに向き合うことからしか学べないので、それでいいんだと思いますよ。だから私は若い人に話すとき、「チェルノブイリの事故が起こるまでは、私も何も知りませんでした」というところから話すようにしているんです。

原発問題から世界が見える

武藤　原発は、危険だというだけじゃない。知れば知るほど問題が深いです。差別の問題もあるし。

　たとえば、ウランの採掘をしているのは北米のネイティブアメリカンやオーストラリアのアボリジニの人たちだったり、劣化ウラン弾を浴びているのは、イラクの人だったり。それから、原発労働者の被曝の問題がありますよね。あと、原発を貧しい地域につくってきたことも。お金でそれまでの関係性を断ち切って……。社会問題が集約されています。

黒田　世界が見えますね、原発問題を通して。

武藤　そういうことを知ると、単に安全か危険かだけの問題ではなくて、自分の生き方や暮らし方が問われる運動だと思いますね。

農業者との関係を考える

黒田　共通の友人が有機農業を何十年もやっていたんですが、やめてしまった。本当に、胸が痛い。汗を流して頑張ってきた人たち、とくに酪農業者が酷い目にあっている。自殺した人も……。

武藤　みんな同じ被災者、被曝者なわけですよね。避難する人もしない人も、農業をやっている人も食べる人も食べない人も。その人たちが分断されるような構造になっている。

――ほかの方にも尋ねたのですが、どうしたらいいと思われますか。

武藤　つながることって大事だと思うんですよね。でも、どうやったらいいのかわからない。手探りですよね。

黒田　やっぱり農業者に対する補償ですね。私も農業をやっていたので、その苦しさと楽しさがわかるから、やめざるを得ないというのはほんとにつらいと思う。

それと、福島産のものは全部ダメとは言えないと思います。汚染されたものはもちろんダメだけど、安全なものは食べていい。結局、個人の選択になると思うけど、子どもにはダメでも、自分はそこそこ年なので少しの放射線量なら農業を守るために食べるとか。そういう選択ができるように、本当の情報が公表されることがまずは絶対の前提ですが。多くの人の協力でできた「市民放射能測定所」(45ページ参照)、これから大事になるね。

武藤　実は私も、小さい喫茶店をやっていて、山になるベリー類、木苺などのジャムをつくったり、どんぐりを拾ってカレーに入れたりするのをずっとやってきたんです。でも、もうそれができないので、お店を閉めてしまいました。

結局、自分でやりたいと思っていたことがやれなくなる、自分の生き方を変えざるを得なくなるというのが原発事故なんですね。

自分の頭で考えて行動する

武藤　今回、避難するかどうかについては、自分が決断をしないといけない。国も県も助けてくれないということが明確になったわけだから。自分の頭で考えて決断して行動しなければ、生き延びられないとわかってきた。私は、そういうお母さんたちの決断を後押しできたらいいなと思っています。

黒田　私たちは、なかなか異議を唱えられない風土というか、正直な意見を言えない、言う人が少ないなかで育ってきました。だから、そこを打ち破らないといけない。でも今、福島の親たちは、すばらしい決断と行動をしていますよね。

――取材させてもらったみなさんは、明るくエネルギッシュに活動されている様子でしたね。

武藤　そう見えても、事故が起きた当初は、たぶん絶望が深かったと思いますよ。私も、ご飯がつくれなかったり、涙にくれていました。でも、考えてばかりいてもしょうがないので、元気にやっていければいいなと、今は思っています。

プロフィール

武藤類子（むとう・るいこ）
1953年福島県生まれ。版下職人、養護学校教員、障がいをもつ人々の作業所職員を経て、2003年里山喫茶「燦」を開店。脱原発とエネルギー自給をめざした「暮らし」を提案。2011年3月に閉店。新しい暮らしを再び探していかなくては……。

黒田節子（くろだ・せつこ）
女・農・コミューン・障がい者・カウンセリング・非正規労働……そして原発事故。自分が生きている間にどこまでどうなるか。多少疲れ気味だが、今やれることを誠実にやっていくしかないかな。不当解雇にて、半ば失業中。

レポート

「子ども福島」らが「生活村第2弾!!」を開催

——一時避難先の紹介コーナー、食品の放射能測定コーナーに人気が

「子ども福島」とは

「子どもたちを放射能から守る福島ネットワーク」（略称：子ども福島）は、放射能から子どもたちを守りたいと願う親たちが中心となり、たくさんの県民がつながりあってつくられた市民ネットワークである。「避難・疎開保養」「測定・除染」「防護」「知識・普及」のセクションに分かれ、地域で活動をしている。同時に、国や自治体、東京電力などに対して、子どもたちの被曝最小化の取り組みを行うよう働きかけている。

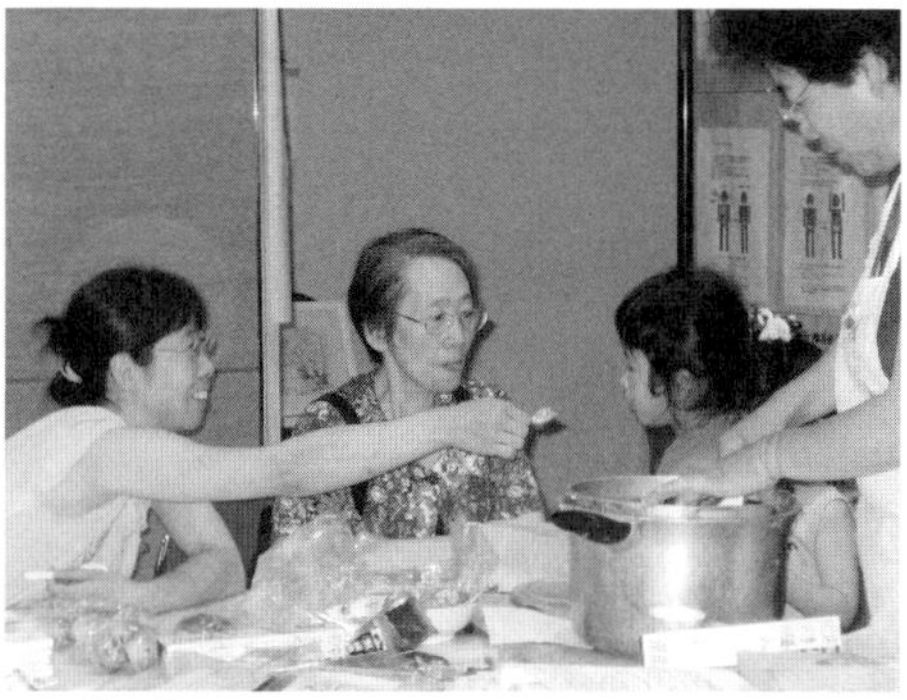

写真①　「食の癒し」コーナー

「生活村」「こども健康相談会」に多数の子ども連れ参加者が

7月17日、福島テルサ（福島市）において、子ども福島、市民放射能測定所ほかの共催で、「生活村第2弾!!」と広河隆一さん&高橋哲哉さんの講演会が開かれた。本誌の企画もまだ固まっていなかったが、まずは福島の人たちの声を聴こうと駆けつけた。

「生活村」の会場では、「避難・保養村」「食の癒し」「子ども特区」「ママカフェ」「食品の放射能測定」「自主避難の法律相談」などのコーナーが設けられ、別室では、山田真医師（47ページ参照）、黒部信一医師（53ページ参照）らによる「こども健康相談会」が行われていた。

「生活村」の会場に入ってすぐ左は「食の癒し」コーナー（写真①）。子どもたちも手づくりお菓子の試食に大喜びだ。その横では、子どもを放射能から守る食事の工夫を説明していた。もらったチラシ（家庭栄養研究会発行）によると、ポイントは「入れないこと（汚染の少ない食材を選ぶなど）」「早く排泄すること（便通を整える）」、そして「免疫力を高めること」だそうだ。

「外で思いっきり遊ばせてやりたい」

正面は「避難・保養村」コーナー（写真②③）。福井、大阪、島根、京都・丹後、熊本などの張り紙がされた机の前では、子ども連れの母親が、真剣な面持ちで相談をしたり、パンフレットを見たりしていた。夏休みを控えて、一時避難の相談に来た人が多いという。

4歳と2歳の子どもを連れて郡山から来たというAさん（父親、34歳）も、そのひとりだ。「ふだんは、保育園の園庭が使えないし、プールもやっていません。外で思いっきり遊ばせてやりたいので、夏休みの間だけでも県外へ行きたいと思い、相談に来ました」。「1カ月くらい行きたいと思っているのですが。夫は仕事があるので、置いていくことになりますね」と苦笑するのはお母さん（32歳）だ。

健康相談を終えて「避難・保養村」コーナーに相談にきたCさん（母親、34歳）は、健康相談にのってくれた医師から「1週間でも

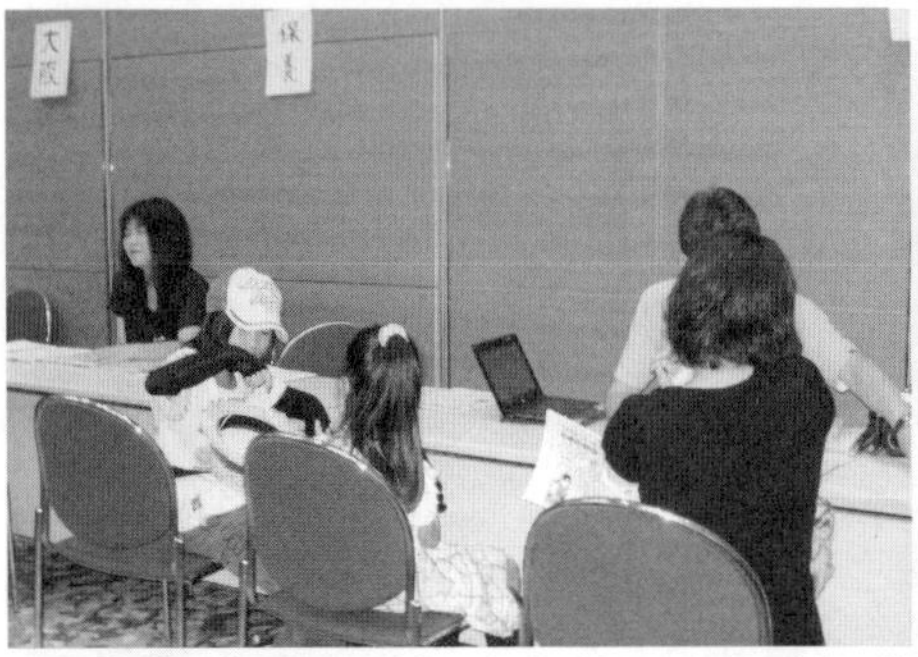

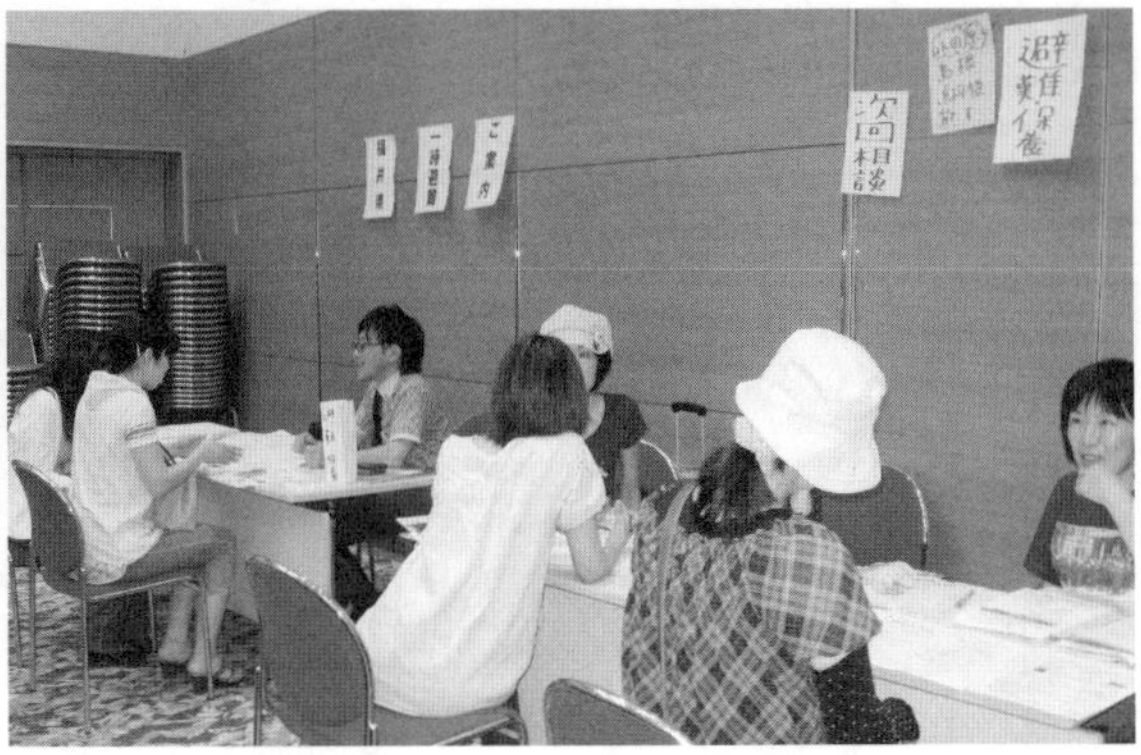

写真②、③　「避難・保養村」。福井、大阪、島根、京都、熊本などの避難先を紹介

いいから何も考えないで過ごせるところに行ってリフレッシュするといい」とすすめられたという。5歳と3歳の子どもがいるが、鼻血がよく出ることが心配で健康相談に来たそうだ。医師から「すぐ止まるようであれば心配することはない」と言われたと、ほっとした表情を見せた。

　一時避難の相談に来ているのは、子どものいる人だけではない。福島市内に住むBさん(40代)は、「自主避難でも受け入れてくれるところがあると聞いたので、情報を得ようと思って来ました」という。「インターネットができないので、直接話を聞ける場は貴重です」と話す。

　福井県の避難先を紹介している「NPO団体 東日本大震災復興支援チーム だんね〜座」の間宮大輔さんにも話を聞いた。「やはり、小さい子どものいるお母さんから、夏休みの間2週間くらい避難したいという希望が多いですね。そういうプランは、紹介したその日にすぐいっぱいになる。ネックになるのは、福島から福井までの足。夏休みはサマーキャンプを企画しているので、こちらはバスを用意しました」。間宮さんが紹介している避難先は、すべてNPOや個人が提供しているものだ。福島の子どもたちを支援しようという人が全国にいることを実感でき、温かい気持ちになった。

「ママカフェ」では甘酒をいただきながらひと休み

「法律相談」のコーナー(写真④)は、今回初めて設けられた。「福島の子どもたちを守る法律家ネットワーク」(36ページ参照)をつくろうと準備しているところだという河﨑健一郎弁護士らは、「自主避難に絞った相談を受けようと参加した。まだ蓄積がないので、今後どういうお手伝いができるのかを、相談を受けるなかで考えていきたい」と意気込む。

　部屋の真ん中には大きなテーブルを置いて「ママカフェ」コーナーに(写真⑤)。ひと休みする乳児を抱えた母親、各種パンフレットを読んだり、署名をする人、談笑する人などがいて、和やかな雰囲気だ。玄米の甘酒が振る舞われていたので、私も1杯ごちそうになった。昔懐かしい味だった。

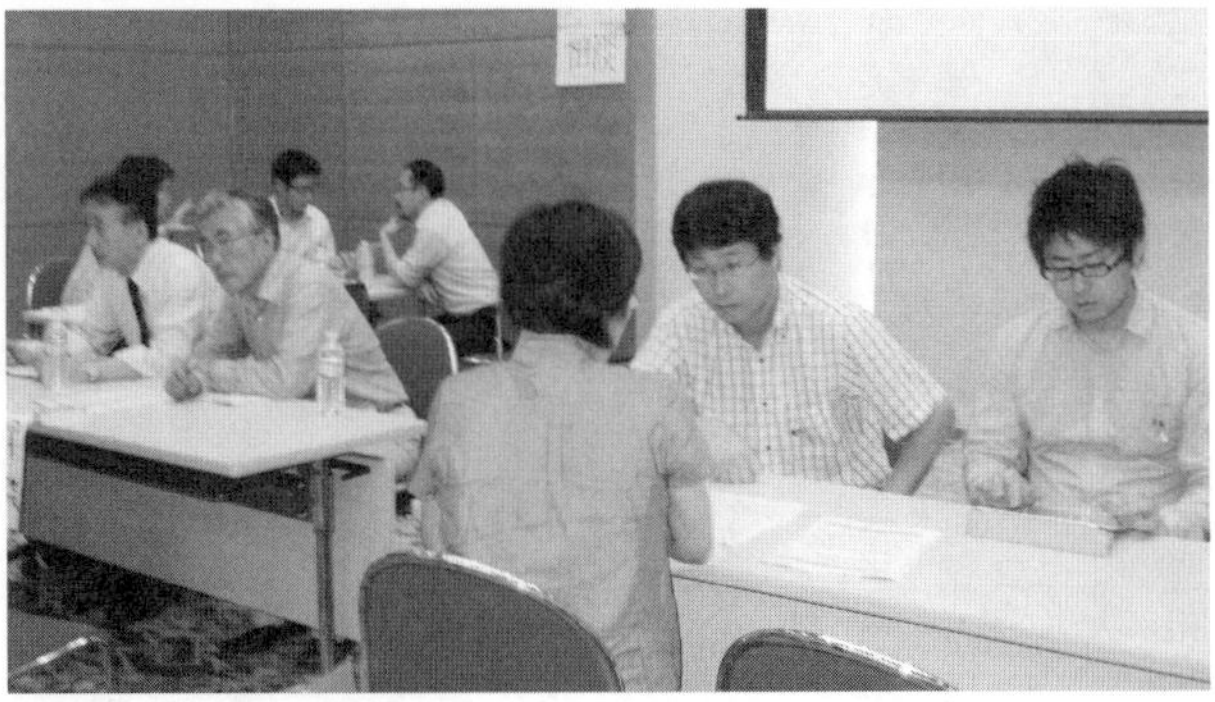

写真④　「法律相談」コーナー

野菜の放射能測定を実演

　会場に入って右手側には「市民放射能測定所」のコーナー(写真⑥)があり、簡易測定器でジャガ

イモなどの放射線量を測っていた。市民放射能測定所は3月以降、活動をしてきたが、この日、正式に「CRMS市民放射能測定所」が福島市内に設置された（45ページ参照）。市民からの食品測定依頼も受けつける。測定には事前の申し込みが必要なので、「測定依頼書」をもらって持ち帰る人も多かった。

測定所は、8月から秋にかけて、郡山市、いわき市にも設置する予定だ。

CRMS市民放射能測定所で中心的に測定を担う岩田渉さん（写真⑥の右側の男性）は、講演会のなかであいさつをし、「放射能にしきい値はないと言われている。自分たちで測定を行い、放射線防護の知識を身につけ、各人が自ら判断するための〝道具〟を提供する第三者機関として設立した。今後の生活、移住・避難に役立つ測定所にしていきたい」と抱負を語った。

壁には、これまで測定してきた食品の放射能検出結果一覧が張り出されており、来場者が熱心に見ていた（写真⑦）。

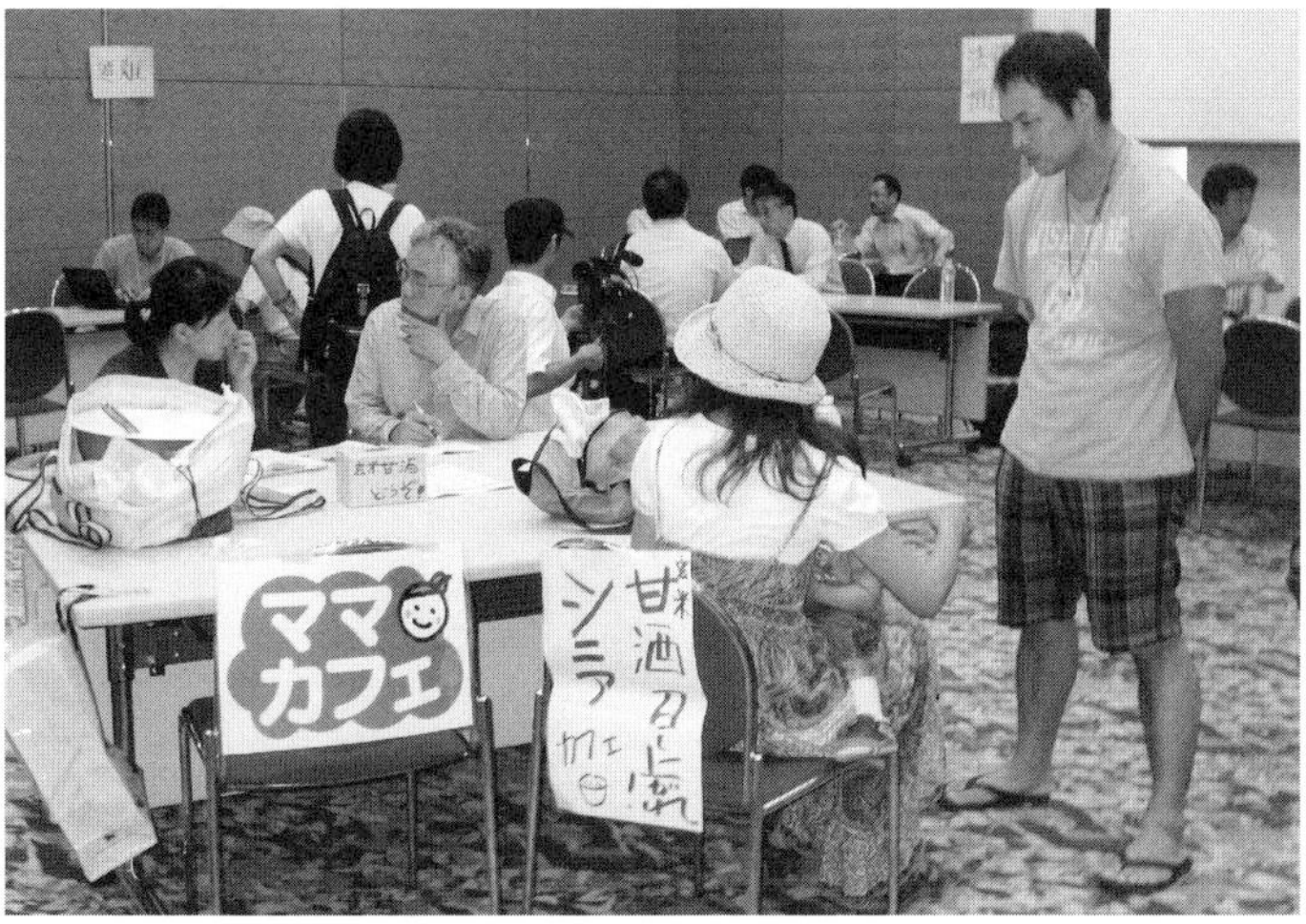

写真⑤　「ママカフェ」では、甘酒を飲んでひと休み

親たちの情報交換の場として

周りの人に「子どもの健康が心配だと相談できない」状況がある（48ページ参照）なかで、心配事を相談でき、さまざまな知恵と情報を交換できる「生活村」のようなイベントはとても有意義だ。

「生活村」企画スタッフの椎名千恵子さんは、「6月に開いた1回目の反響が大きく、皆さんに喜んでいただいた。今回は広河隆一さんらの講演会の日程が決まり、それだけではもったいないねということで、『生活村第2弾』をやることにした。準備期間が1週間しかなかったが、こんなにたくさんの人が集まってくれた。どれだけ皆さんが不安に思っているかがわかります」と語った。今後も引き続き開催するとのことだ。

（取材・文・写真／杉村和美）

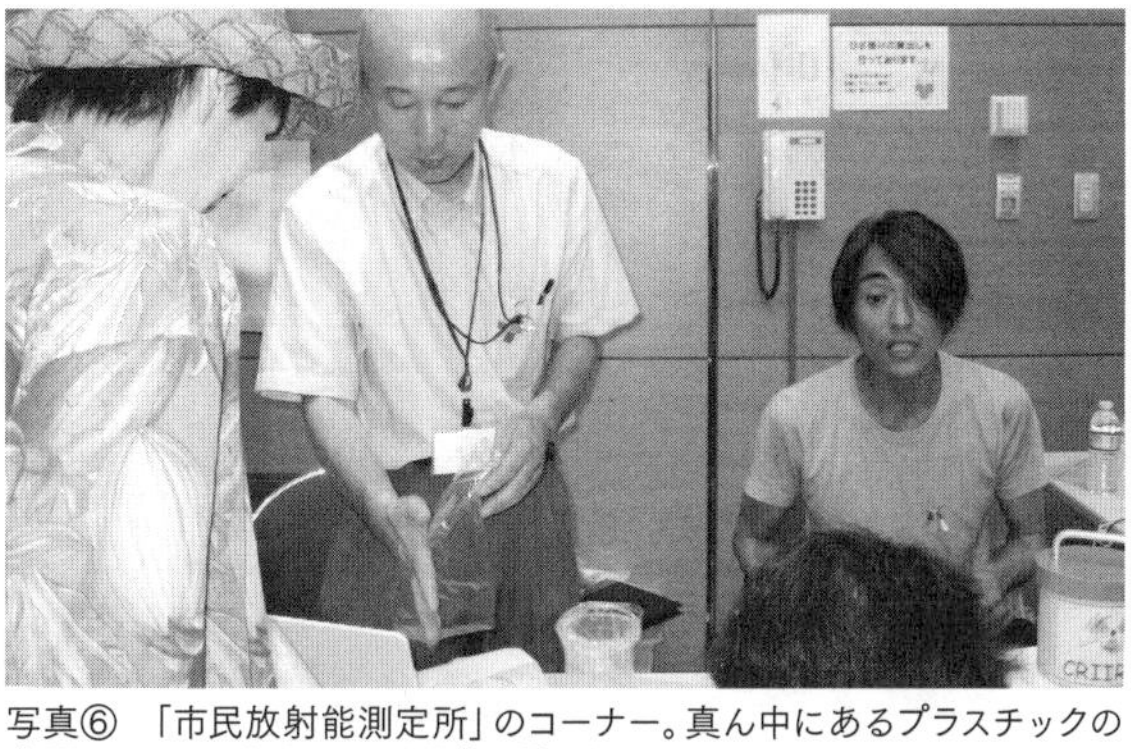
写真⑥　「市民放射能測定所」のコーナー。真ん中にあるプラスチックの容器に、みじん切りにした野菜を詰め込む

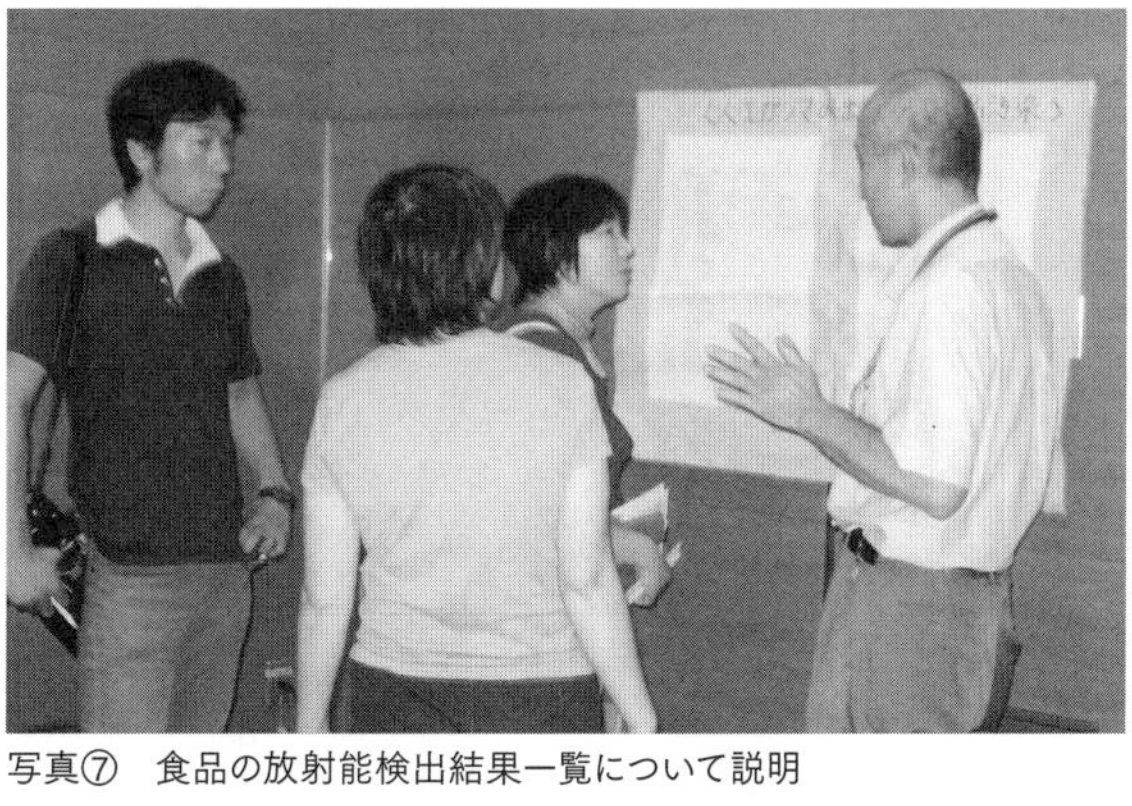
写真⑦　食品の放射能検出結果一覧について説明

相談を通して課題が見えてくる

福島の子どもたちを守る法律家ネットワーク
共同代表
河﨑 健一郎さん

避難区域外からの避難の問題に取り組むために

福島の子どもたちを守る法律家ネットワーク（Save Fukushima Children Lawyers' Network：略称SAFLAN《サフラン》）は、7月20日、「子どもたちを放射能から守る福島ネットワーク」(33ページ参照）の活動等に協力してきた弁護士を中心に設立されました。避難区域外の地域においても「避難の権利」が認められるべきであるという立場から、避難者の支援を行うことを目的にしています。

私たちは、①相談会活動、②情報発信活動、③提言・ロビーイング活動の３つの活動をしています。

①については、「子どもたちを放射能から守る福島ネットワーク」の「生活村」での相談会、孫正義さんが創設した「東日本大震災復興支援財団」が行う「子育て相談会」での相談活動のほか、福島と郡山で開かれた「『避難の権利』集会」(27ページ参照)の会場でも、個別の相談を受けました。②は、ウェブやツイッターで、放射能測定に関する情報や自主避難への支援に関する情報、講演会や記者会見の内容などを発信しています。

③に関しては、8月12日に東京電力に対して、自主避難者・避難予定者からの請求書４１１通（請求総額10億９２７０万２１９４円）を取りまとめて持参した「避難費用を払ってもらおう東電請求書キャンペーン」が大きく報道されました。９月１日から原子力損害賠償紛争審査会のＡＤＲ（裁判外紛争解決手続）が開始していますので、今後はＡＤＲへの申し立てや、裁判等を通じて賠償を認めさせていく活動が主眼となっていくと思います。

具体的な相談事例

避難区域外からの避難では、母子のみが避難して父親は福島に残るというケースが多いです。その場合、まず問題になるのが交通費です。週末なり月に何回か避難先に会いにいくというパターンが多いのですが、なかには新幹線代が月に20万円もかかるという相談がありました。交通費はリアルキャッシュとして出て行くので大変です。それを考えると、避難したくてもできないという方もいます。

また、利便性の高い仙台市や東京に避難したいのだけれど、災害救助法の援助が受けられないという相談もあります。被災者に対する救助、たとえば住宅の貸与や食事の提供は、災害救助法に基づいて行われます。この法律には、各都道府県に災害支援をしなさいということとその費用については書かれていますが、自主避難の人を受け入れるかどうかは、自治体の裁量に任されているのです。自主避難者の受け入れをしている自治体はたくさんある一方で、受け入れない自治体もある。仙台市と東京都は受け入れていません（東京都は、４月末までは受け入れていた）。一方で山形や新潟は受け入れてくれているのですが、利便性や就労という観点からは、やはり大都市ほどのものは望めません。

家族が崩壊しかねないという相談も多いです。典型的には、避難したいと言う母親とそんな必要はないと言う父親。それに介護の問題も絡んできて離婚寸前になっているというもの。子どもも、大きな子は学校を離れたくないと言うし、家族がバラバラになってしまったというケースもあります。

そのほか、持ち家のローン問題の相談もあります。高線量の地域では、引越しをしたくても家の買い手がないというような問題が出てきています。

私たちは問題意識を同じくする諸団体とも連携しながら活動を続けていきたいと思っています。

レポート

東京への避難者と江東区民との交流が始まった

——生活基盤の確立とコミュニティづくりが喫緊の課題

約1100人の避難者を江東区が受け入れ

福島県からの県外避難者は、8月には5万5000人を超えた。東京都にも、主に福島から約5000人が避難してきている（7月下旬）。そのうちの5分の1に当たる330世帯、約1100人を江東区が受け入れている。子どもの数は、小学生72人、中学生21人となっている（個人的につてを頼って避難している人は、把握できていない）。

8月5日、江東区でさまざまな運動をしてきた人たちが集まり、避難者への支援についての相談会が開かれた。江東区議、キリスト教教会の神父、牧師、夜間中学の運動に取り組んでいる人、診療所の医師、DV問題など女性の支援をしている人、コミュニティユニオンの人など、多彩な顔ぶれだ。

会合では、最初に中村まさ子区議から、江東区の被災者支援の近況報告が行われた。高齢者に対しては、区の施設のなかにある大浴場の無料開放、移動支援として都営交通1日乗車券の配布などが行われている。また、コミュニティづくり支援として、社会福祉協議会と連携し、7月には「心の悩み相談」を開いた。相談会では、話をしているうちに泣き出す人もいるそうだ。津波の被害にあい、PTSDを抱える人もいることから、こうした取り組みは定期的に続けていく必要があるだろう。さらに、東京都ではハローワークと連携して就労相談を行っているが、最近、ニーズの変化があり、長く働きたいという人が増えたという。福島へは帰れないと思い始めた人が増えたからだと思われる。

そのほか、避難者へのアンケート調査では、「恩返しをしたい」「交流したい」「働きたい」「土いじりをしたい」などの声が上がっていることが紹介された。区としては、アンケート結果をもとに、今後の支援の方向性を検討していきたいとのことだ。

5月より避難者の支援をしている鳫《がん》咲子さんからは、東京への避難者の状況と、とくに子ども・女性の視点からどのような支援が必要かについての提起があった（39ページ参照）。これを受けて、活発な質疑応答と今後の支援の方向性についての話し合いが行われた。

「避難された方たちと結ぶ江東の会」が発足

経済的困難を抱えている世帯が多いという説明を受けて、「生活保護を受けられないのか」「就学援助制度を活用できないのか」という質問が出された。しかし、生活保護については、父が福島に残って働いているので、生活保護の所得制限を満たさないケースが多いらしい。就学援助制度についても、住民票が東京にないと活用できない、福島県との連携が必要であると説明がされた。東京と福島の二重生活を強いられていることが原因で経済的困難を抱えることになったにもかかわらず、二重生活ゆえに、福島、東京のどちらからも迅速で適切な支援が受けられない実態が浮き彫りになった。

医療関係者からは、慢性病を抱える人はどうしているのか、保険証があれば無料で診察をするとの申し出があった。健康に関する支援については、鍼灸《しんきゅう》、マッサージのニーズが高いことが報告された。

また、子どもたちに対する支援では、地域センターで、学生や退職教職員組合の人たちが勉強をみたり、一緒に遊んだりするプロジェクトを始めている。学校には子どもの心のケアをする人が入っているが、まだ不十分だという報告も。子どもだけでなく母親も大変なので、母親へのケアも必要だという意見も出された。

今後の支援活動の方向性については、食事会やお茶会を開くなど、小さい規模でやれるところからやっていこうということになった。東雲《しののめ》住宅には高齢者がたくさん入居しているので、孤立を防ぐという意味でも大事な取り組みである。また、先に紹介した区のアンケート結果からもわかるように、避難者は、福島の人同士、福島の人と地元・江東区の人たちとの交流を求めている。避難者は常に「支援される側」というのではなく、たとえば食事会で、避難者が福島の料理をつくってふるまったり、若い人が高齢者を支援したりと、お互いに支え合い、交流する関係をつくることが大切だ。

この日、「避難された方たちと結ぶ江東の会」(代表：小林祥二〔カトリック潮見教会〕、中村まさ子〔江東区議〕)が結成された。今後、弁護士会、生協、自治労、教職員組合などにも参加・協力を呼びかける予定である。

地元の自治会や商店街も

地元の自治会や商店街による避難者支援も始まっている。7月30、31日に開かれた「東雲シーサイド祭り」には、約100人の避難者が参加。福島県浪江町出身の民謡歌手原田直之さんのステージも企画された。また、8月7日には砂町銀座商店街が、「砂銀七夕祭り」の企画「子ども広場ゲーム大会」に子どもたちを招待した。

東雲住宅では、高齢者が「花笠音頭の会」をつくったという明るいニュースも。東雲住宅で開かれた会合では、避難者から「若い人は働き始めている。支援を受けるところから、自立への歩みが始まっている。今は生活用品もだいぶ揃ってきたので、モノよりも交流の場を求めている」という意見が出された。

そのほか、「近くの商店街が割り引き券を配ったり、高齢者に野菜を配達してくれたりと、私たちのことを気にかけてくれることがうれしい」という声も聞かれ、少しずつ、支援・交流が進んでいることがうかがえた。

悩みや話を聴く取り組みも

江東区へは、原発20キロ圏内から避難してきている人たちも多く、「福島へ帰りたいけれど帰れない」という先行きの見えないストレスを抱えて生活をしている。長期にわたって働ける就労先など、東京での生活基盤の確立は喫緊の課題だ。また、福島に残してきた家や土地はどうなるのか、国や東電による補償はどうなるのかなど、問題は山積している。子どもたちの健康についても、長期にわたってみていかなければならないだろう。

避難者がビッグサイトや旧赤坂プリンスホテルにいたころは、テレビなどでもたびたびその様子が取り上げられたが、避難所が閉められたあとは、あまり報道もされなくなった。そのため、5000人もの避難者が東京で生活していることを知っている東京の人は、それほど多くはない。

ここで紹介したグループや自治会、商店街のほかにも、さまざまなボランティア団体などが避難者を支え、交流しようと活動を始めている。「NPO法人しんぐるまざあず・ふぉーらむ」は、県外女性避難者のための「ほっとサロン」を開いて、悩みや話を聴く取り組みを行っている。

住み慣れた土地を離れ、多くの避難者が不安な思いを抱えている。一日も早く彼らに〝日常〟が戻ってくるよう、同じ東京の空の下で暮らす私たちに何ができるかを考えていきたい。

(取材・文／杉村和美)

東京における避難者支援
――子ども・女性の視点から考える

早稲田大学大学院公共経営研究科
非常勤講師
鳫 咲子さん

離乳食が提供されない！

5月初めに東京に避難してきた人から連絡があり、支援に入るようになりました。東京への避難者は、高齢者、子どものいる世帯が多いです。原発から30キロ圏内に限らず、30～80キロ圏内から来た人も多く、後者のなかには、父親は仕事があるので福島に残り、母子だけが避難している世帯もあります。

当初、旧赤坂プリンスホテル（以下、赤プリ）には、709名の避難者がいましたが、そのうち、0～19歳は159名（22％）。60歳以上は174名（25％）で、子どもと高齢者で約半分を占めています。母子避難者は、二重生活の負担が重いため、食費のかからないホテル・旅館への避難が多いという事情もあったようです。

それにもかかわらず、東京都の支援は、子どもや高齢者に配慮したものではありませんでした。たとえば、食事一つをとってみても、離乳食や高齢者用の食事は提供されず、乳児を抱えた母親が遠くの薬局までレトルトの離乳食を買いにいくという状況でした。

また、避難者の人権を無視した対応も行われていました。たとえば、面会コーナーでは、申請した入居者以外への声かけは禁止、物資やチラシの配布、子ども預かり等のボランティアも許可なくできないというもの。まるで、拘置所のルールのようだという批判があがっていました。

「育児の情報交換ができなくなる」との声も

6月末、赤プリは閉館に。都は、移動先をあっせんしましたが、情報は不十分なうえに、自分で探して申し込みをしなければなりません。炎天下、ベビーカーを押して赤坂から西新宿の都庁まで資料閲覧に行ったという方もいます。

本来、優先的に住まいが確保されなければならないはずの乳幼児を抱えた母子避難世帯が最後まで取り残され、子どもと住むには条件のよくないところに移らざるを得ないという状況もありました。

また、まとまって移動したいとの希望についても、小中学生と保育園児には配慮されましたが、乳幼児を抱える親には配慮がなされませんでした。「育児の情報交換ができなくなり、不安」という方もいたようです。

子ども用自転車やベビーカーのニーズも

都営住宅などで生活を始めるにあたっての生活用品の支援には、都が行うもの（備品として貸し出し）、日本赤十字社が行う「日赤6点セット」（24ページ参照）がありますが、これは申し込んでから3カ月後にやっと届くという状況で、手洗いとコインランドリーの併用で洗濯に苦労した方も多かったようです。

これらに加えて、子どものいる世帯では、子ども用自転車、子ども用机・いす、ベビーカーなどのニーズもあり、周りの人に呼びかけて集めてもらい、届けました。

7月16日には、江東区の住民らが夏物衣料や食料品・日用品を無料で提供するバザーを開いたところ、200人以上の来場者がありました。ここでとったアンケートによると、半数の方は江東区の東雲住宅に来る前に、3、4回移転していること（3割は5～9回移転）、震災以前に比べて収入も減り、家計の厳しい世帯が多いことなどがわかりました。

東京に避難している人たちは、東京、福島のどちらからも十分なサービスが受けられていないというのが現状です。とくに、子ども・母子世帯への支援を強めていく必要があるのではないかと思います。

避難者の声❶

戻ってこいと言われても…

吉田 みどりさん（仮名）

子どもと93歳の親を連れて転々と

私は、南相馬に住んでいました。原発から22・5キロのところです。

3月12日、原発事故があったことを知り、少しでも遠くへ逃げようと鹿島まで行きました。そこで、知人から大丈夫だと言われ、いったん南相馬に戻ります。しかし、小学生の子どもがいるので不安になり、夫と93歳の母の6人で避難することにしました。車にガソリンや食べ物、最低限の衣料などを積み込み、14日の朝、自宅を出たのです。

山を越えたら大丈夫だろうと、福島市をめざして走りました。福島市では、2日間中学校の体育館で過ごし、その後叔父の家に1週間滞在しましたが、断水していて水も食べ物もなく、居づらくなって、避難者を受け入れている民宿へと移りました。

まもなく子どもの学校も始まるので、悩んだ末に東京へ行くことを決意しました。夫が勤めていた会社の本社が東京にあるので、関東方面に避難したほうが仕事があるのではないかと思ったからです。高齢の親はこれ以上連れ回すことは無理だと思い、福島県北西部にある高齢の避難者を受け入れている介護施設に預けました。そして、3月下旬、東京のビッグサイトへと移動しました。

「海の近くに住むのはいやだ」

4月からは学校が始まるので、東京・町田の公営住宅に移りました。町田の小学校では、先生も友達も親切にしてくれて、子どもたちもやっと落ち着きを取り戻すかに見えました。ところがここも一時避難場所だったため、4月20日過ぎには江東区の公営住宅に移ることになりました。子どもたちは、それまでは文句も言わず我慢して避難生活を送っていたのですが、このときは「転校はいやだ」と抵抗しました。親としてはつらいですが、どうしようもありません。

江東区の公営住宅は、東京湾沿いにある高層住宅です。子どもは、海の近くは津波が来るからいやだと泣きます。仲のよかった友達が津波にあい音信不通になっていたことから、海や水をこわがるようになったのだと思います。

子どもは江東区の学校に転校した当初、学校に行きたくないと言っていました。でも、地域の人たちが避難者支援のチャリティイベントを開いてくれたとき、支援の若い男性が子どもをギュッとハグして「大丈夫だよ。一人じゃないよ」と言ってくれたのです。それから学校にも行くようになり、そのお兄さんと会えることをとても楽しみにするようになりました。

私たちはモルモットではない

東京の人たちには、とても親切にしていただき、感謝しています。私は以前、東京の人に対して冷たい、こわいというイメージをもっていたのですが、それは偏見でした。東京に来て時間が経ち、落ち着いてくるにつれ、人の思いの温かさに気づくようになりました。

8月に入って、南相馬では計画避難区域の指定が解除され、戻ってくるようにと言われています。でも知人からは、まだ放射線量が高く、子どもが暮らせる環境ではないと聞いています。

そもそも原発事故が起こったときも、国や県は「大丈夫だ」と言って私たちを危険な地域にとどまらせました。そんな国や県の言葉を誰が信じられるでしょうか。不安と恐怖のなかでつらい思いをしながら東京まで逃げてきたのに、また危険なところに戻ったのでは、今までの苦労が水の泡です。

私たちはモルモットではありません。国や県は、本当の情報を伝えてください。そして、子どもを守るために動いてほしいと思います。

避難者の声❷

親の心のケアが必要

菊地 智子さん（仮名）

政府の言葉を信じていたのに

私の自宅は、福島県の南東部、原発から約50キロのところにあります。原発が爆発したことは、テレビで知りました。でも、爆発したと言われても、それがどういうことかわからなかったのです。国は大丈夫と言っているし、原発から50キロも離れているし、大丈夫だろうと。それよりも地震と津波がこわくて、食べ物と水、それから紙おむつを確保しなきゃというのがありました。

4月11日にも、大きな地震がありました。そしてまた、水が止まったのです。これは、もう福島を出るしかないと思いました。というのは、下の子が喘息《ぜんそく》なのですが、水が出なくなると病院が閉まってしまい、子どもの診察をしてもらえないからです。4月12日、荷物をまとめ、自宅を出ました。

東京に行く途中で、何気なく携帯でニュースを見たら、「メルトダウン」「レベル7」という文字が目に飛び込んできました。このときのショックは、言葉では言い表せません。私は、政府の「安全だ」という言葉を信じていたのに……。東京の宿泊施設についても、食べるものものどを通らず、ただ呆然としていました。

子どもを預けて出かけることもできない

夫は仕事があるので福島へ帰り、私と子どもたちは東京に残ることにしました。その後、ビッグサイトへ移動し、さらに赤坂プリンスホテル（以下、赤プリ）へ移動しました。

私には、地震と津波のトラウマがありました。地下鉄に乗るのもこわくて胸が苦しくなります。でも、次の避難場所を確保するため、千代田区から西新宿の都庁まで行かなければいけない。ベビーカーに子どもを乗せて、上の子どもの手を引いて地下鉄に乗るのがこんなに大変なことなのか、と気づきました。

東京都は、子育て支援があるとうたっていました。たしかにキッズルームがあったのですが、母親も一緒にいてください、というもの。生活再建をしなければいけないのに、子どもを預けて出かけることもできないのです。失業給付の手続きに、ハローワークにもいけないというお母さんもいました。

親子ともに避難生活のストレスは大きい

赤プリは6月末に閉鎖になったため、別の宿泊施設に移り、最終的に公営住宅に入りました。

赤プリで荷造りをしているとき、子どもがけんかをしました。今まで手を上げるような子ではなかったのに、手を上げるようになった。私に振り向いてほしいんだなと思ったのですが、やることがいっぱいでかまってやれません。ああ、もう私一人では子どもたちを支えきれないなと思いました。

避難生活のストレスというのは、親子ともに非常に大きいです。今回は、震災と原発の両方ですからなおさらです。子どもが鼻血を出したり下痢をするたびに、母親は心配します。もっと放射線量の低いところに行きたいと受け入れ先を探している人もいました。気持ちはわかりますが、移動と避難生活のストレスも考えないといけないのではないか。放射能の影響は原発から遠くへ行くことで小さくできるかもしれませんが、避難生活のストレスをどうするかとなったとき、親はもっと子どもと向き合わないといけない。母親は、そちらのほうがつらいんです。

親の心のケアは必要だと思います。でも、一般にカウンセリングを受けるというのには抵抗があるでしょうから、支援の方が子どもと一緒に遊ぶとか学習支援という形で母親との距離を近くすることにより、いろいろ話を聴いてもらううちに母親が自分のストレスに気づく、というのが大事かなと思います。

子どもたちを放射能から守るために

いま、私たちにできること

寄付をする、支援をする

■ハーメルンプロジェクト（23ページ参照）
子どもを疎開させるための情報などを、保護者や妊婦の方に知らせる活動をしています。また、blog、twitter、facebookも開設しています。

【寄付受付窓口】
ゆうちょ銀行　記号18260　番号38117571
口座名：ハーメルン・プロジェクト

■CRMS市民放射能測定所（45ページ参照）
市民放射能測定所の活動を継続するために、支援金を募集しています。
E-mail：info@crms-jpn.com

【寄付受付窓口】
ゆうちょ銀行　普通預金　店番828
口座番号1156953（他銀行からの場合）
ゆうちょ銀行　記号18210
番号11569531（ゆうちょ銀行からの場合）
口座名：市民放射能測定所

■子どもたちを放射能から守る福島ネットワーク（33ページ参照）
汚染地帯の30万人の子どもたちを守るため、地域での活動を続けています。
E-mail：kodomofukushima@yahoo.co.jp

【寄付受付窓口】
福島信用金庫本店　普通預金
口座番号0127294
口座名：中手聖一（ナカテ　セイイチ）

■未来の福島こども基金（53ページ参照）
20年来行ってきたチェルノブイリ被災者支援の活動を、この福島原発事故に生かしていきたいと考えています。
E-mail：fromcherno0311@yahoo.co.jp

【寄付受付窓口】
郵便振替口座　00190-0-496774
ゆうちょ銀行　当座預金　店番019
口座番号0496774（他銀行からの場合）
口座名：チェルノブイリから日本を考える会

■ハイロアクション（30ページ参照）
被曝の最小化、廃炉・エネルギー政策の転換、死の灰の永続的管理を求めて行動します。
E-mail：nfo@hairoaction.com

【寄付受付窓口】
ゆうちょ銀行　普通預金　店番828
口座番号3205028（他銀行からの場合）
ゆうちょ銀行　記号18220
番号32050281（ゆうちょ銀行からの場合）
口座名：ハイロアクション福島原発40年実行委員会

■母乳調査・母子支援ネットワーク（57ページ参照）
母乳の放射能汚染の実態を調べるために立ち上げました。お母さんから母乳を提供していただき、検査と検査結果の公表をしています。
E-mail：bonyuu_tyousa@yahoo.co.jp

【寄付受付窓口】
ゆうちょ銀行　普通預金　店番218
口座番号7008999（他銀行からの場合）
ゆうちょ銀行　記号12170
番号70089991（ゆうちょ銀行からの場合）
口座名：母乳調査・母子支援ネットワーク

■避難された方たちと結ぶ江東の会（37ページ参照）
東京都江東区に福島県等から避難された方と交流・支援をする活動をしています。

【連絡先】
村田文雄　携帯電話：090－4364－7049

（編集部注）本誌で取り上げた団体のみを掲載しました。ほかにも子どもたちを守るために活動する団体は多数あります。

自治体などへ申し入れや陳情をする

食品や土壌などの放射能測定について、学校給食の安全性確保について、自治体などに申し入れや陳情をしましょう。文案は、72～73ページの「子どもと未来を守る小金井会議」の陳情書を参考にしてください。全国の人たちをつなぐネットワークもできています。

■子どもたちを放射能から守る全国ネットワーク
http://kodomozenkoku.com/

その他

■被災地の人たちの話を聴く、交流する
■署名を集める
■集会、講演会、デモなどに参加する
・国や東電に補償などを求めて行動する
・全国の原発の廃炉（再稼動させない）に向けて行動する
・自然エネルギー中心の社会を求めて行動する
など
■避難・保養の受け入れ先をつくる
■議員に原発についての考え方を問う
■原発推進の議員には選挙で票を入れない　など

PART 2

いのちを守るためにできること

福島では、市民と小児科医らが協力して「こども健康相談会」を始めている。
内部被曝を少なくするために、自らの手で食品に含まれる放射能を測定しようと
「CRMS市民放射能測定所」を立ち上げた。
低線量被曝が子どもたちにどういう影響を与えるかは、まだよくわかっていない。
わからないからこそ、避けられる被曝はできる限り避けたい。
「こども健康相談会」を行った小児科医らの提言を掲載する。

※本章に掲載した記事は、2011年7月17日、福島テルサ（福島市）で開かれた
「こども健康相談会」での提言を採録したものに、各演者に加筆修正していただいたものです。

第3回こども健康相談会を開いて

——市民の手による放射能測定所を開設

市民放射能測定所　理事長
低線量ひばくからこどもの未来を守るプロジェクト　代表
丸森　あやさん

約300人の子どもの相談が

福島市や伊達市周辺の子どもたちが体調不良であるという声と、お母さんの子育てについての悩みを5月になって多く聞くようになりました。

そこで、診療だけでなく、放射能のことや暮らしや子育てや健康についての相談ができる場をつくることが必要と判断して、全国の先生方に呼びかけました。そのとき、いち早く立ち上がってくださって、「子どもたちを放射能から守る全国小児科医ネットワーク」を結成してくださったのが山田真先生（47ページ参照）です。小児科の先生方に声をかけて、ボランティアで、福島でこども健康相談会を始めていただきました。

福島市で6月19日に第1回の相談会を開きました。2回目はアースデイ東京タワー・ボランティアセンターのご協力で、福島から1泊2日の保養&東京イベントツアーで親子を招いての相談会を開きました。今日は3回目の健康相談会となります。

3回で、のべ20名の医師がご協力くださって、約300人の子どもの相談がありました。

安全や危険の判断を人任せにしないために

山田先生は、「今回の原発事故は、安全であるとも言い切れないし、危険であるかどうかもわからない。わからないというところから始めていかないといけない」ということをおっしゃいました。安全だと思い込んで無防備になって何もしないことも、危険だと思い込みすぎてしまって脅《おび》えて現実を見失うのも、どちらもよくはありません。初期被曝や汚染状況が正確にわからないなかで、また、過去に例がない状況で、子どもたちを守るためには、安全や危険の判断を人任せにするのではなく、きちんと自分で考えて、判断して、知恵を絞っていかなくてはなりません。

その一つとして、子どもの行動記録をとっていく必要があると考えました。山田先生や高木学校の崎山比早子先生（17ページ参照）

からもアドバイスを受けながら『母と子の健康＆行動記録　生活手帳』というものを自主的につくりました（写真参照）。

この内容は、3月11日以降、どこで何をしていたかだけでなく、どんなものを食べたか、子どもの体調がどうだったか、天候はどうだったか、などを毎日書いていくというものです。これを発展させて、さらに詳細に1年間のダイアリーにしたものを『〜低線量ひばくから子どもの未来を守る〜3・11生活記録ノート』として、合同出版より9月に出版することとなりました。

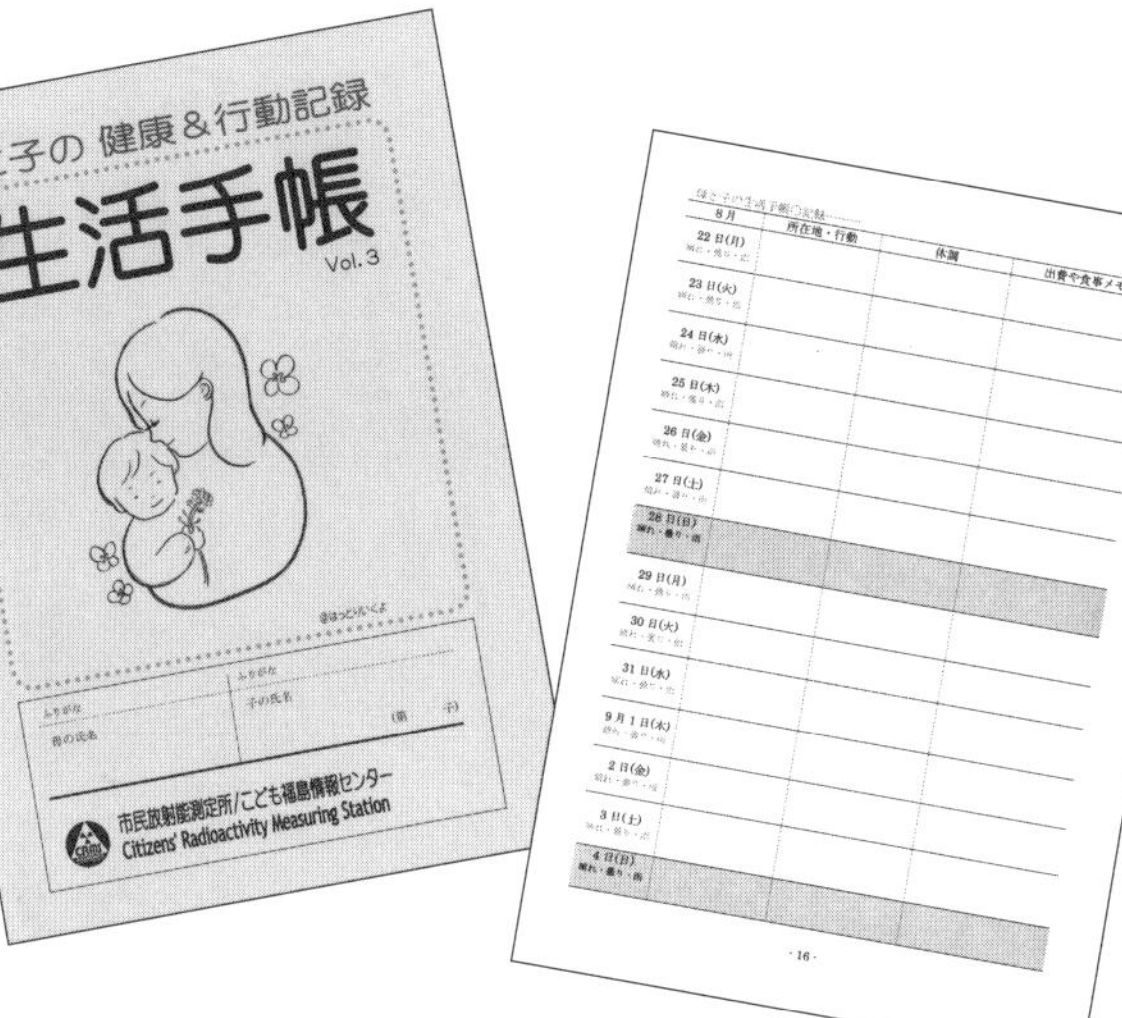

『母と子の健康＆行動記録　生活手帳』

福島の各地に市民の手による放射能測定所を

子どもたちを守るためには、行政の側が行うのを待つばかりではなく、自分たちで動く必要があります。そこで、7月初めに「CRMS市民放射能測定所」を立ち上げました。市民の手による放射線量の測定、食品測定、そして行動記録をつくって健康相談会を開催してゆき、自らの手で自らを守るために活動をしています。

小さな子どもたちを育てているお母さん方が今、一番不安なのは、内部被曝の問題だと思います。どういった食べ物がどれだけ汚染されているのか。何を食べればいいのか。これも行政の調査・発表を待つのではなくて、どの食品が食べられるのか、あるいは食べられないのか自分で取捨選択をするために、自分たちで食品の放射線量を測っていく必要があります。今日、こちらの会場（「生活村」のこと。33ページ参照）に持ってきたのは簡易測定器で、持ち運びができるタイプです。食べ物の汚染度が高いものがどれであるかの、だいたいの目安がわかります。そして「CRMS市民放射能測定所」にはゲルマニウム半導体検出器も1台あり、そちらで詳しく測定することができます。

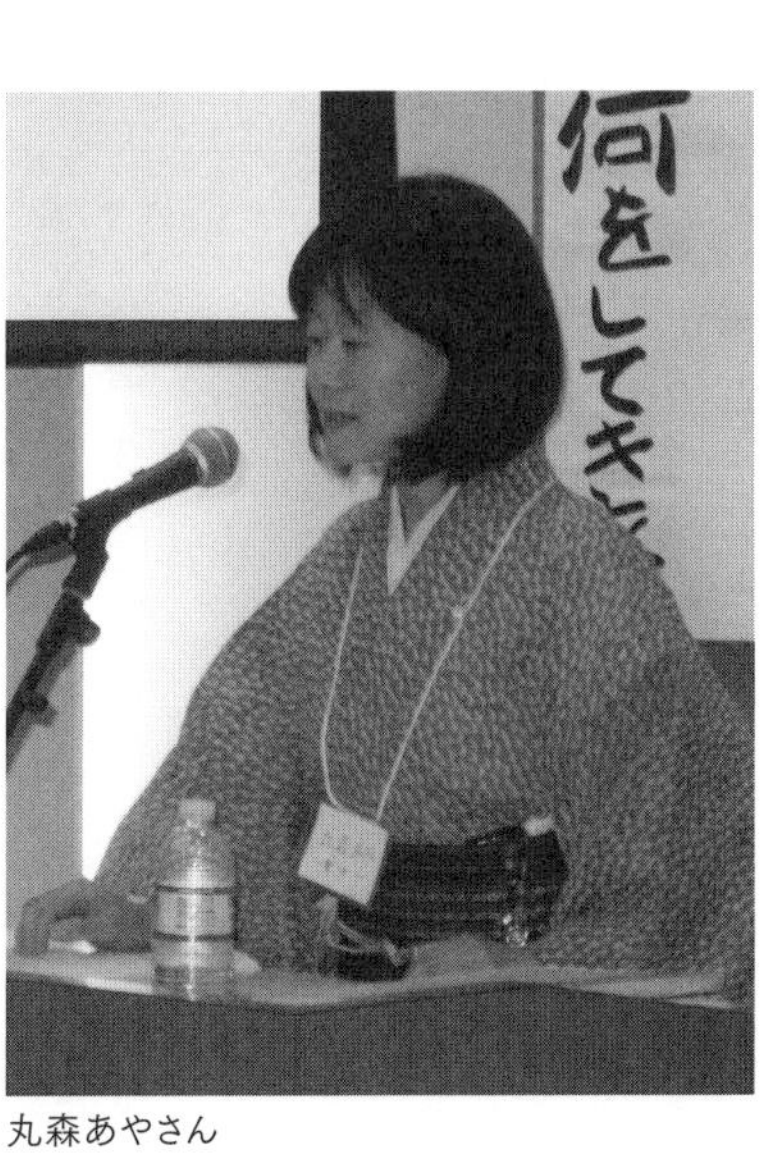

丸森あやさん

『DAYS　JAPAN』編集長の広河隆一さんが、福島の子どもたちを守るために食品測定機がすぐに必要だ、と5月から動いてくださって、この簡易測定器と線量計・プラスティックシンチレーターDG5をフランスの独立した放射能測定機関CRIIRAD（＊1）から購入して寄贈してくださいました。

ゲルマニウム半導体検出器は「ＣＲＭＳ市民放射能測定所」の長谷川事務局長の個人的な出資と、全国の皆様からいただきました支援金で購入いたしました。

こういう市民の手による測定所は、ここ福島市だけでなく、郡山市、いわき市、南相馬市などいろいろなところに開所していく必要があります。そのためにはより多くの方のご理解とご支援が必要となります。

こども健康相談会に毎回毎回ボランティアでかかわってくださってきた黒部信一先生（53ページ参照）が「未来の福島こども基金」という団体も立ち上げてくださいました。「チェルノブイリ子ども基金」で20年来チェルノブイリの被災者支援の活動をされてきましたが、福島原発事故後、福島の子どもたちを支援してゆこうという趣旨で設立されました。その「未来の福島こども基金」と「ＤＡＹＳ放射能測定器支援募金」から、上位機種の食品測定器5台を9月に寄贈していただけることになりました（BERTHOLD社のγ線スペクトロメーターLB2045と、ATOMTEX社のAT1320A）。

福島の5カ所の測定所で、自分たちで測ることのできる「ＣＲＭＳ市民放射能測定所」が活動を始めます。

「チェルノブイリ子ども基金」と「ＤＡＹＳ放射能測定器支援募金」の支援で、からだの被曝線量を測定する装置である「ホールボディカウンター」も福島市内の「ＣＲＭＳ市民放射能測定所」に設置されます。

行政には安心できる環境を整えてほしい

子どもたちを守るためには、「安心してください」と繰り返すのではなく、「安心できる環境を整える」ことが必要です。そのために行政がいち早く動くことを望みます。少しでも放射線被曝のリスクを減らすために、汚染されていない飲料水や食べ物を長期にわたって優先的に配布したり、食品の放射能汚染度を細かく表示したり、汚染の少ない地区にシェルターを兼ねた保養施設をつくることなど、安心できる環境を整えてください。具体的な防護のために動いてください。

「ＣＲＭＳ市民放射能測定所」は、自らの手で自らを守るための測定を行いながら、全国の皆様からのご支援のもと、子どもたちの健康相談会を開催し、フランスのＣＲＩＩＲＡＤやドイツ放射線防護協会やＩＰＰＮＷ（＊2）と連携して活動をしてゆく準備をしています。

原発事故はいまだ収束してはおりません。放射能汚染と隣り合わせに生きている子どもたちの未来を守るために、ＣＲＭＳはさらなる防護と予防策を模索し続けているのです。

（＊1）「放射能に関する調査および情報提供の独立委員会」の略称。１９８６年に設立された非営利団体。調査と情報提供のほか、既存の検査および放射線防護の規制の実施の監視と改善、健康や環境を守るための施策を講じさせることを目的として活動している。

（＊2）「核戦争防止国際医師会議」の略称。核戦争防止とそれに関連する諸問題に取り組む国際的団体。日本支部は広島県医師会内に事務局を置く。

プロフィール

丸森あや（まるもり・あや）
コーディネーター＆ライター。「こどものとなり」主宰。野口整体と自然療法などを学び「命の智恵への信頼」と「天心」を生かしながら、日々の暮らしのなかで誰もがカンタンにできる手当て術を追求中。「NPO法人自然育児友の会」会報で『ママの手は魔法の手』を連載中。「市民放射能測定所」理事長、「低線量ひばくからこどもの未来を守るプロジェクト」代表。

福島の子どもたちに寄り添って見守る

小児科医、子どもたちを放射能から守る全国小児科医ネットワーク　代表

山田　真さん

はじめに

まず、私個人のことからお話ししたいと思います。

3・11の前から、私は原発反対の立場を取っていましたし、チェルノブイリの子どもたちの救援活動にも多少はかかわりました。また、昨年はある雑誌に、医療被曝について書いていました。「日本は放射線について無関心すぎる」「ヨーロッパのお医者さんたちから、『日本は被爆国でありながら、放射線に対して非常に鈍感で、やたらとレントゲン写真を撮ったり、それを撮ったがためにがんになるというようなことが起こっているのではないか』という警告があったのに、日本ではそれに応える動きがない」というようなことを書いたりしているときに、3・11の原発事故が起こったものですから、軽いうつ状態になってしまいました。

何かしなければと思いつつも、何をしたらいいのかわからない。そういう状態のときに、この「こども健康相談会」のお話があったのです。

今までにない事例に向き合っている

私自身が医者になって最初に出合った公害問題が、森永ヒ素ミルク中毒事件（＊1）です。1955（昭和30）年に起こった事件で、あのとき全国で2万人くらいの赤ちゃんがヒ素入りのミルクを飲んだのです。赤ちゃんたちに、とにかく見たことも聞いたこともないような事故が起こって、将来どうなるかわからない状態なのに、1年後に国が健康診断を行って、「大丈夫」「後遺症はない」という結果を出してしまいました。その後、被害児の親たちが「そんなことはない。被害はある」と世間に訴えたのですが、「ニセ患者だ」などと世間からいわれる状態が14年くらい続きました。そのあと、実は被害があることがわかったということだったのです。

今回の原発事故による放射能被害の問題も、森永ヒ素ミルク中毒事件と同じく、まったく新しい事例だと思うのです。低線量被曝については、アメリカの核実験による被害地帯の研究で先行するデータがあるのですが、それぞれ被曝のしかたが違っているので、ある程度参考にはなっても、これはまったく新しい事例だといっていいと思います。

（＊１）森永乳業徳島工場で製造された粉乳の中に、大量のヒ素化合物が混入していた。それを飲んだ乳幼児に多数の死者、中毒患者を出した事件。当時の被害児は約１万３０００名、そのうち死亡者１３０名以上といわれ、世界でも例のない大規模な乳児の集団中毒事件となった。

ここからは安全という「しきい値」はない

放射線は、ご存じのように、ここからは安全という「しきい値」があるわけではなくて、とにかく浴びないほうがいいのです。病気の診断・発見というプラスが放射線を浴びることのマイナスをはっきり上回っている場合はやむを得ないけれども、そうでなければ浴びないに越したことはないというのが常識になっています。

ですから、放射線を浴びたけれども安全だ、将来も健康でいられる、とは誰も言えないはずです。しかし、かつて原子力ムラを構成する学者たちが原発安全説をまき散らしたように、今は放射線の専門家と称する人たちが、放射能安全神話をまき散らしています。

原発の問題性が、結局あのような事故が起こらなければわからなかったように、低線量被曝が子どもたちにどういう影響を与えるかは、おそらく10年、20年経ってからでないとわからないでしょう。しかし、それではもう取り返しのつかないことになってしまいます。

そういうなかで、私たちは医者として確実に言えることはほとんどない、というのが現状です。何もなければいいのですが、やはり注意して子どもたちに寄り添って見守るということしかないと思います。けれども、専門家の多くは安全だと言っているのです。

「不安だ」と口に出すことができない福島の現状

前回の健康相談会でも今回の相談会でも、福島では「不安だ」と口に出すことが許されない雰囲気になっている、という話を聞きました。戦時中に「日本は負けるのではないか」と言った人がバッシングされたように、今、福島では、「不安だ」「心配だ」と口にする人がバッシングされるようになっている状況があります。

東京と福島とを比べると、東京の人のほうがずっと「不安だ」とか「心配だ」と口に出していて、逆に福島では言えなくなっていることを思い知らされました。

その背景には、何があるのでしょうか。

たとえば、日本学術会議は、6月17日に会長談話を出しましたが、その内容は、政府が計画的避難区域の設定などで、積算放射線量の上限を年間20ミリシーベルトとしたことについて、本来20〜１００ミリシーベルトが安全いきであって、１００ミリでも安全といってもいいくらいだけれども、そこは厳しい条件をとって20ミリとしているのだから、安全なのだというものです。これは個人の談話なのかどうかよくわからないのですが、日本学術会議の声明として、そういうものが出てしまっているわけです。

しかし、つい最近、日本学術会議で緊急会議があり、そのニュースを見ましたら、低線量リスクの不確かさを強調していました。要するに、低線量リスクについては確かなデータがないわけで、どこからが安全かということは言えない、とその会議では話されたとのこと。日本学術会議でさえ確かなことは言えないにもかかわらず、会長談話としては安全だと言ってしまっているのです。

医者の基準は年間5ミリシーベルトで、子どもは20ミリシーベルト!?

それから、非常に驚いたことがあります。いま福島第一原発で、命がけというか、とんでもない形で作業させられている作業員の方たちがいるのですが、そこに常駐している医者が1人しかいなかったので、もう1人増やすことになったというニュースがありました。ここに派遣される医者は、年間5ミリシーベルトになると交替するそうです。つまり、医者は5ミリシーベルトで逃げるということです。

ところが、福島の子どもたちは、20ミリシーベルトでいいといわれています（5ページ参照）。そのあと、1ミリシーベルトを目標にすると訂正されましたが、20ミリシーベルトという基準は変わっていなくて、「目標として1ミリシーベルトをめざす」とつけ加えただけです。

前回と今回の健康相談会を通じて私が思うのは、1ミリシーベルトに下げるという努力は、福島ではほとんどされていないのではないかということです。むしろ、地産地消ということで、子どもたちが福島産の野菜などをたくさん食べたりしていて、被曝量を増やすような方向に向いている状態にみえます。

地産の食材を使った学校給食は内部被曝量の増大をもたらす

前回の健康相談会で、私が相談を受けた方たちに学校の様子を聞くと、学校給食の食材は、地産のものを使うことを徹底しているというところがほとんどでした。今回は少しバラつきがあって、とくに保育園などでは、放射線量を下げるということで頑張っているところもあるようですけれど、どうも学校のほうは相変わらず地産でいくというところが多いらしい。牛乳も、地元のものを飲むことになっているそうです。

これは、非常におかしい話です。福島産のものを、日本中で一番福島の人が食べているのではないか。本来、わずかでも被曝量を増やしたくない人たちが、日本で一番多く内部被曝を受けているということになっているのです。こういう社会のあり方には、疑問を感

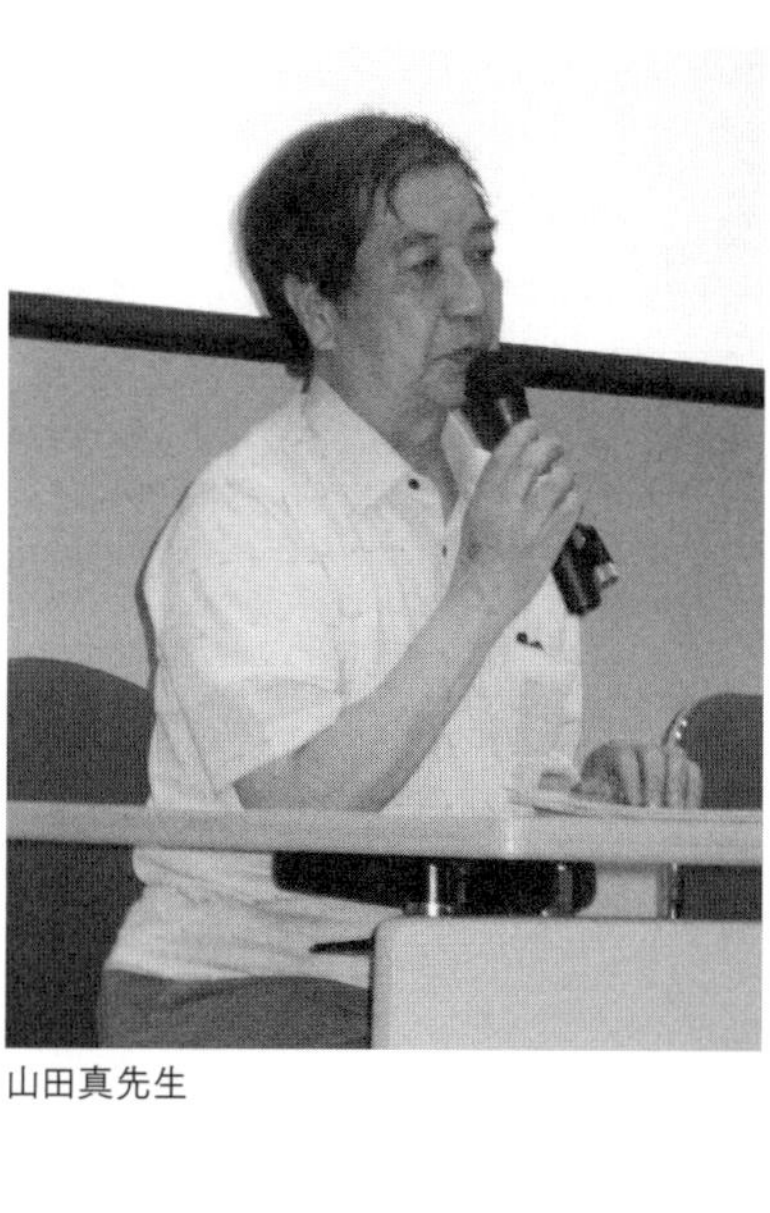

山田真先生

じます。

　福島の人はおとなしいとか粘り強いと言われますけれども、そういうことではなくて、どこの地域でこういうことが起こっても、おそらくそこでは安全神話がつくられて、口に出せない、「不安だ」「心配だ」と言えない雰囲気になるのだと思います。住んでいる住民同士でお互いに監視し合うとか、あるいはバッシングするという状況があります。

「危険な地域」とみられることを打ち消すために「安全だ」と言っている？

　日本の社会のあり方自体が、福島を見捨てるということになっているのではないか。そういう危惧も感じます。

　たとえば、報道機関の人たちと話しても、新聞社の女性記者は福島から引き上げているところが多いようです。マスコミではきちんと報道されていませんけれども、福島自体が外から危険な地域とみられていて、それを打ち消すために、福島では「安全だ、安全だ」といって、ものすごく頑張っているのではないでしょうか。

　こういうことが続けば、どんどん被害が大きくなって、とりわけ放射線の感受性の強い子どもたちにその影響がいくことが心配です。

　ですから、やはり福島の人々がおかれている状態を日本全体の人たちが知って、福島の人々がもっと安全なかで生きていけるようにする必要があります。あるいは、避けがたく危険な地域になっているかもしれないので、本来はもっと安心して暮らせる地域に行かれるのがいいと思います。それは、とても大変なことなので、すぐには事情が許さないと思いますけれども。

のびのびと過ごせる時間をもつことが大事

　福島の人々、とくに子どもたちを守るためには、今、この国全体で福島のことを考えて、どうすればいいかを話していくことが必要ではないかと思います。

　私たちも、健康相談といいましても、なかなかお答えできることがなくて、話を聴いて、とてもつらい思いを一緒にもつだけで、出口がなかなか見えません。

　ただ、せめて夏休みの間だけでも、子どもたちが安心して戸外でのびのび遊べるような地域に行って、生活できるようにするのがいいと思います。

　民間の方たちの努力で、ひと月沖縄に行くとか、ひと月、山梨の清水国明さんのところ（＊2）に行くというような話が出ていて、よかったなあと思っています。具体的に、その蓄積されてきた放射能がどれだけ減るかということはわかりませんが、いま、福島の子どもにとっては、ストレスを感じないでのびのびと過ごせる時間が少しでももてることが大事ですから。

　民間では、そういったいろいろな取り組みがされているにもかかわらず、国や県が何もしていないように思われます。そのことに対しては、全体でもっと広く言っていかなければならないと思います。


（＊2）タレントの清水国明さんが代表理事を務める「ＮＰＯ法人河口湖自然楽校」が、東日本大震災で被災した家族や子どもたちを招いて、山梨県河口湖の「森と湖の楽園」で行っている「〝生きるチカラ〟サマーキッズキャンプ」のこと。

鼻血が出るという相談について

子どもたちの体の状態について言いますと、とても難しいのですけれども、今の被曝量ですと、いわゆる急性症状は出てこないだろうと思われます。

鼻血が多い、下痢をして心配だ、といった相談を受けました。鼻血はたしかに多いようですが、これが今年に限ったことなのか、去年も同じくらいあったのに、今年になって気にするようになったから、そういう声が聞こえてくるのか、比較するデータがないのでわかりません。しかし、鼻血が心配しなければならない出血傾向――たとえば血が止まりにくいとか――にある、そういう症状のお子さんには、幸いなことに出会っていません。

ですから、今のところ、鼻血が多くなっているのか、多くなっているとしたら何に原因があるのか、ということはわかっていませんが、とくに心配な状況ではないと思います。

いいかげんな健康調査で「安全宣言」するのは危険

むしろ私たちが心配するのは、いいかげんな健康調査をして、それで、「とくに目立った被害はないからもう大丈夫」と宣言されてしまうことです。これが一番危険です。実際に、なにかはっきりした病気などが出てくるとすれば、少なくとも5年先のことです。ですから、5年先、20年先まで注意深く子どもを診ていくことが大切であって、いま、安全宣言をされてしまうのが一番困ります。

そういう安全宣言が一般にも流布してしまって、多くの人が何もしなくていいのだと思い込んでしまうことを恐れています。

福島県が実施した健康調査（＊3）の用紙が、すでに浪江町の人たちに配られていて、私も見ました。これは3・11直後の行動調査であって、私に言わせると、いずれ補償金が問題になるときに、補償する被災地をなるべく狭めるとか被災者をなるべく少なくするための材料にするとかしか思えないようなものです。ほとんど本人の役には立たないのではないでしょうか。

実際に、行動の記録といっても、避難した方は激しく動いていますから、当時の行動がわかっているかもしれませんが、原発の近隣に住んでいた方は、ほとんど情報がない状態で普通の生活を3月14日くらいまで続けていましたから、「あまりにも当たり前の生活だったから、何をしたか覚えていない」と言います。

原発の近隣の人ほど情報がないということは本当に異常なことです。もっとも危険な地域の人たちには情報が隠されていたということだろうと思うのです。そうだとすると、健康調査票に当時の行動が書ききれないということになり、「被災者ではない」と言われてしまうのではないかと心配です。

このような健康調査を、行政に一方的にさせておいていいのか。行政がやることを、ちゃんと市民の側から監視しておくとか、あるいは、いいかげんな方法で実施された結果が報告されたりしないように、チェックするメカニズムをつくっておかなければいけないだろうと思います。

ただ行政にやらせておくというのではなく

て、行政がやること自体が被害を圧殺していく手段になっているのではないかととらえたうえで、監視していくことが必要だと思っています。

（＊3）福島県は県外への避難住民を含む全県民２００万人余りを対象とする長期の健康調査を実施することにした。先行して、浪江町住民に基本調査となる質問票が配られた。その内容は、３月11～25日の行動、食べたもの、飲んだものなどの記録が中心。

自由にものを言える状態を取り戻すために

私たちは、この健康相談会を手始めにして、これからずっと子どもたちを診ていきたいと思います。

今日、相談に来られたお母さんたち——だいたいお母さんと話をすることになりましたけれども——は、やはり地域では少数派で、「子どものことが心配だ」というようなことを言うと、地域のなかで生きにくいという状況を訴えていました。

自由にものが言えるというのは当たり前のことなのですが、福島の人たちが自由にものを言える状態を取り戻すということ、そのために、私たち外にいる者が何をできるのかを考えていくのが、当面の大きな課題だと思っています。

プロフィール

山田真（やまだ・まこと）
1941年岐阜県生まれ。1967年東京大学医学部卒業。現在、八王子中央診療所理事長。「障害児を普通学校へ全国連絡会」世話人。雑誌『ちいさい・おおきい・よわい・つよい』（ジャパンマシニスト社）編集代表。著書に『子育て—みんなすきなようにやればいい』（太郎次郎社エディタス）、『はじめてであう小児科の本』（福音館書店）ほか多数。

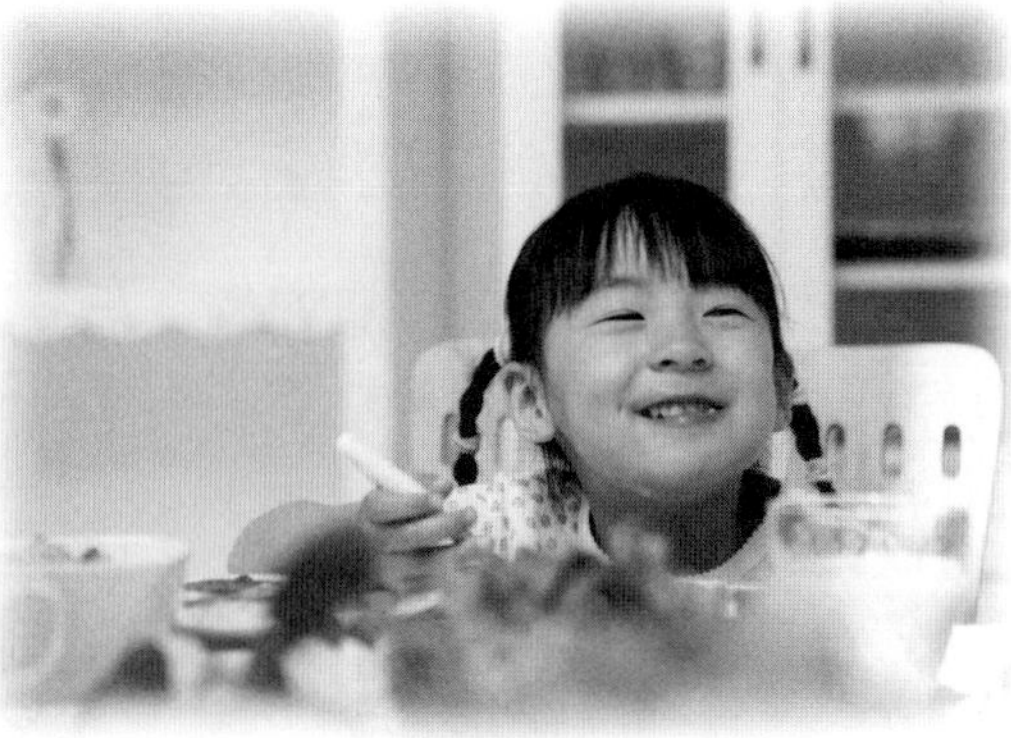

放射能による健康被害のメカニズム

小児科医、未来の福島こども基金　代表
黒部　信一さん

はじめに

25年前にチェルノブイリ原発の事故が起きましたが、事故によって被曝した子どもたちを支援しようと、1991年4月に広河隆一さんが「チェルノブイリ子ども基金」を立ち上げました。私は、当初医療相談を受け、回答しているうちに誘われて子ども基金に入り、医療面で、20年間くらいウクライナとベラルーシの子どもたちの支援をしてきました。現在は、顧問をしています。

今回、福島第一原発の事故が起き、これは大変なことだ、どうしたらよいかと広河さんと相談し、一緒に現地の人を支援することを考えました。われわれが直接入って何か支援をするのではなくて、必要な取り組みを現地の人にやっていただいて、それを支援するというのが「チェルノブイリ子ども基金」を立ち上げた広河さんの考え方で、私の考え方でもあります。そこで、この考えに基づいて、今度は「未来の福島こども基金」を立ち上げ、私がその代表になることになりました。

一番大きな影響を受けるのは妊婦＝胎児と乳児

さて、私からは、病気のことについてお話ししたいと思います。

長くチェルノブイリで被曝した子どもたちを支援してきた経験から申し上げますと、医学上からみて、放射線被曝の一番の問題は、直接被曝を受ける妊婦さんに対する影響が大きいということ、つまり、おなかの中の胎児に対する影響が非常に大きいということです。チェルノブイリ事故のときにも一番早く避難させたのは、妊婦さんたちでした。次が1歳未満の乳児です。

チェルノブイリ事故では、原発の周辺に住んでいた人たちはかなりの線量を浴びて、その後避難していったのです。福島でも、原発周辺の20キロ圏内にいた人は、放射能を直接浴びた可能性があります。ただし、放射線量の高い地域から離れると、日数が経つにつれてだんだん体内の放射線量は減少していきます。

放射線が細胞を通過することで起こるDNAの損傷

胎児と1歳未満の乳児がもっとも被曝の影響を受けるのはなぜか。それはどういう仕組みになっているのでしょうか。

人間の体には細胞が約60兆個あるのですが、1ミリシーベルトの放射線量を浴びると、この60兆個の細胞1本ずつに放射線が通過するのです。言い換えれば、体のすべての細胞に放射線が通過する線量が1ミリシーベルトということです。

放射線の障害というのは、細胞の核の中にある染色体を切断したり、さらにその中のDNAの中のゲノムの塩基対を切断することです。

通常、人間の細胞分裂が行われるときには、1回の分裂に、細胞の中に6カ所くらいの書き間違いが起こる、つまり、突然変異が起きてしまいます。これは誰にでも起こります。しかし、それは修復されます。免疫のシステムが監視していて、間違ってつくられた細胞を破壊します。だから、普通の人は病気にならないのです。

しかし、書き間違いの数が多ければ修復が間に合わないし、うまく免疫のシステムが働かないと病気になります。低線量被曝というのは、その障害が起きるかどうかという確率的な障害ということになります。

急性障害は、大量に被曝したときに起きますが、低線量被曝というのは、晩発性《ばんぱっせい》障害といって、その影響は時間が経ってからあらわれてくるといわれています。

妊婦や乳児、子どもが被曝を避けなければならない理由

細胞分裂は、胎児や乳児において非常に活発に行われます。卵子と精子が受精して1個の細胞になって、それが細胞分裂をして40週間で赤ちゃんが生まれます。それぐらい急速なスピードで細胞分裂を繰り返しているのです。オギャーと生まれて1歳になるまでに目が見えるようになり、片言の言葉をしゃべったり、歩くようになります。その期間が一番細胞分裂が活発で、非常に多くの回数細胞分裂を繰り返しますから、その間に放射線を浴びると書き間違いが生じやすい。だから、胎児や乳児の被曝は避けなければならないのです。

胎児や乳児だけでなく、19歳以下の子どもの被曝による発がん率も高いです（図1参照）。20歳を超えると徐々に低くなり、40歳を過ぎるとさらに低くなる。50歳代半ばでは

図1　放射線によるがんの発生率

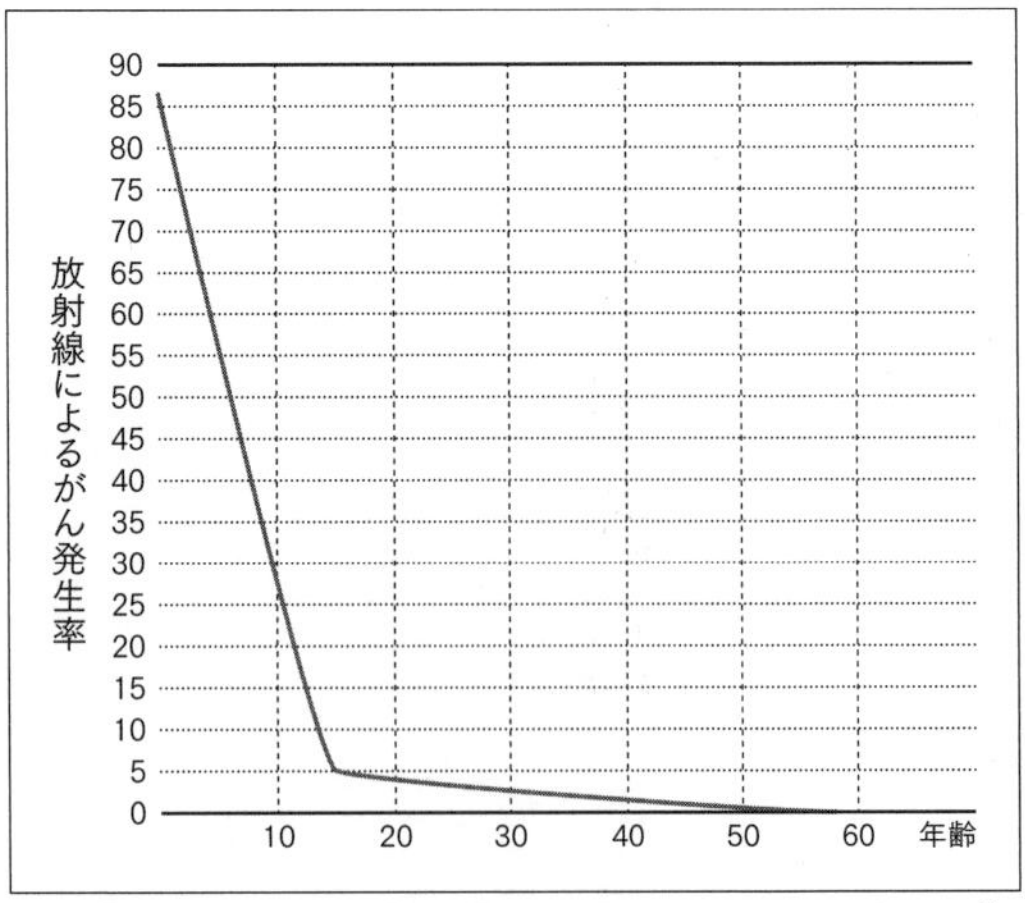

出典：『人間と放射線―医療用X線から原発まで』ジョン W. ゴフマン著、社会思想社刊

自然の発がん率と変わらなくなります。
そういうデータからみても、子どもと妊娠する可能性のある女性が被曝を避ける必要があるのです。

脳神経系、内分泌系、免疫系などにも障害が

一般に、放射線は「発がん性」をもつといいますが、すべての細胞に障害が出るというのが特徴です。1ミリシーベルト浴びると体の60兆個の細胞すべてに1本ずつ放射線が通過します。その仕組みは、実は、ほかのダイオキシンなどの発がん性物質もみな同じなのです。ですから、放射線による障害とほかの物質による障害とは区別がつかないのです。

しかも、細胞分裂が活発な胎児が被曝すると、確率的には低いけれども、生後1年以内に白血病や甲状腺癌をはじめとするがんが出始めます。そして、だんだん増えていきます。1~2歳までの間に被曝すると、がんは3年以内に出始めます。だから、チェルノブイリでは、事故の5年後くらいから甲状腺癌や白血病などが急激に増え始めました。ただし、それ以前からも、少しずつ出始めています。

放射線の害は「発がん性（白血病とがん）と、がんによる寿命短縮、老化現象の促進」といわれてきました。しかし、チェルノブイリで被曝した子どもたちは、いろいろな症状を訴えています。脳神経系、内分泌（ホルモン）系、免疫系、筋肉骨格系など内臓すべて、どこに障害が起きてもおかしくないのです。しかし、それらは、数値化できません。だから、それを数字にあらわすために、発がん率という目に見えるもので代表しているにすぎないのです。すべての体の機能のどこかが障害されるということは、すでに明らかになっています。

現実にチェルノブイリの事故のとき、急性障害の人たちは、脳神経障害が非常に多かったです。最近では、晩発性障害でも脳神経障害が多いのではないかといわれていますけれども、これは数値化できない。それから、病気にかかりやすいという免疫系の障害もあるといわれますが、これも数値化できません。機能的なものはなかなか数字にあらわせないのです。

ゴフマン博士によれば、発がん率は1万人に37人

では、どのくらいの確率でがんを発症するのか。これについては、いろいろな意見があります。

ＩＡＥＡ（国際原子力機関、International Atomic Energy Agency）は、核爆弾の開発を隠すため、原子力の平和利用を推進するということでつくられた機関ですから、数値の基準は非常にゆるやかなものになっています。日本はこの基準を使用していて、その基準でいうと、放射性ヨウ素や放射性セシウムが多少出ていても「安全だ」ということになります。

ＩＣＲＰ（国際放射線防護委員会、International Commission on Radiological Protection）は、放射線医学の専門家の立場から放射線防護に関する勧告を行う民間の国際学術組織です。ＩＣＲＰの人たちは、放射線を使って医療の仕事を生業《なりわい》としているので、この機関の定める基準もゆるやかな数値になりがちです。ところが、内部に対立があ

り、1万人に1ミリシーベルトの放射線を浴びせると何人発がんするか、について、1人であるという説と、0・5人、つまり2万人に1人という説とに分かれたのです。結局、発がん率は「2万人に1人」という基準が現在のＩＣＲＰの勧告になっています。

　私どもが採用しているのは、上記の基準ではなく、アメリカの原子力委員会の職にあったジョン・W・ゴフマンという放射線科医が提唱した基準です。彼は、当初は原子力推進派と思われていたため原子力委員会の援助を受けてがんと染色体損傷に関する病理学的研究、放射線影響の疫学的研究をしていたのですが、発がん率は「1万人に37人」という数字が出たのです。それを論文として発表した後、ゴフマン博士は、研究者としての職を追われました。それで私は、ゴフマン博士が自分の研究者生命をかけて出した数字を採用しています。

　ただし、この数値はあくまで発がん性に代表されるものであって、それ以外の障害を含めると、もっと数字は大きくなるのではないかと思います。現実に、ベラルーシやウクライナに行ったときに、免疫機能が低下している子どもたちが多いという話を、向こうの医師からも聞いています。疲れやすいとか、いろいろな病気にかかりやすいなどです。それは数値にはできませんが、チェルノブイリの大人からの聞き取り調査では、疲れやすいとか病気しがちというのは7割、8割と高率です。

大人の鼻血やふだん出にくい場所からの出血は要注意

　それからもう一つつけ加えておきたいのは、先ほど山田先生が鼻血が出るという相談について話をされましたが、一般に、子どもは鼻血を出しやすいのです。お父さんやお母さんが子どものころ鼻血を出しやすい子どもだったのなら、その子どもも鼻血を出しやすい。思春期になるとだんだん出なくなって、大人になるとほとんど出なくなります。ですから、子どもの鼻血が出やすいと心配されている方は、そんなに心配なさることはありません。

　大人になってから出るというのは問題です。チェルノブイリの聞き取り調査では、大人になってから鼻血が出ている人が2割程度となっています。また、急性障害では、鼻血が出ますが、子どもの鼻血が白血病の初期症状であるというようなことは、めったにありません。ですから、鼻血が出てもいろいろな血液の病気の前触れであるとは考えなくてもよいと思います。確率的には低いです。

　むしろ、出血斑（細かい斑点が出ます）が出るとか、歯茎から血が出るとか、ふだんは出にくい場所から出るようなら血液の病気ではないかと考えなくてはなりません。

空間線量、体内に取り込んだ放射線量の記録を残しておくこと

　放射能を浴びて発症する病気の代表的なものは白血病です。しかし、先ほど言いましたように、確率としては大人で1ミリシーベルトを浴びると1万人に1人というのがＩＣＲＰから出された数字です。ゴフマン博士はその37倍という数字をあげていますが、ＩＣＲＰでも子どもを専門にしている人たちは、大人の5倍から10倍の確率で出ると言っています。これが、これから起きてくる大きな問題

です。

低線量被曝が長く続いたときに問題になるのは、内部被曝です。内部被曝というのは、食べ物、飲み物などを通じて体の中に取り込んだ放射性物質による被曝です。オーストリアやドイツの経験からみまして、8割は内部被曝で、外部被曝は2割という数字が出ています。

かつて原爆被害者がなかなか被爆者手帳をもらえなかったのと同じように、今、放射能汚染状況の数値を残しておかないと、将来、被曝したという証明が難しくなるということがありえます。だから、被曝したときはできるだけ環境の放射線量や食品の線量、体内に取り込んだ放射線量（内部被曝）の数値を残しておくことが大切です。

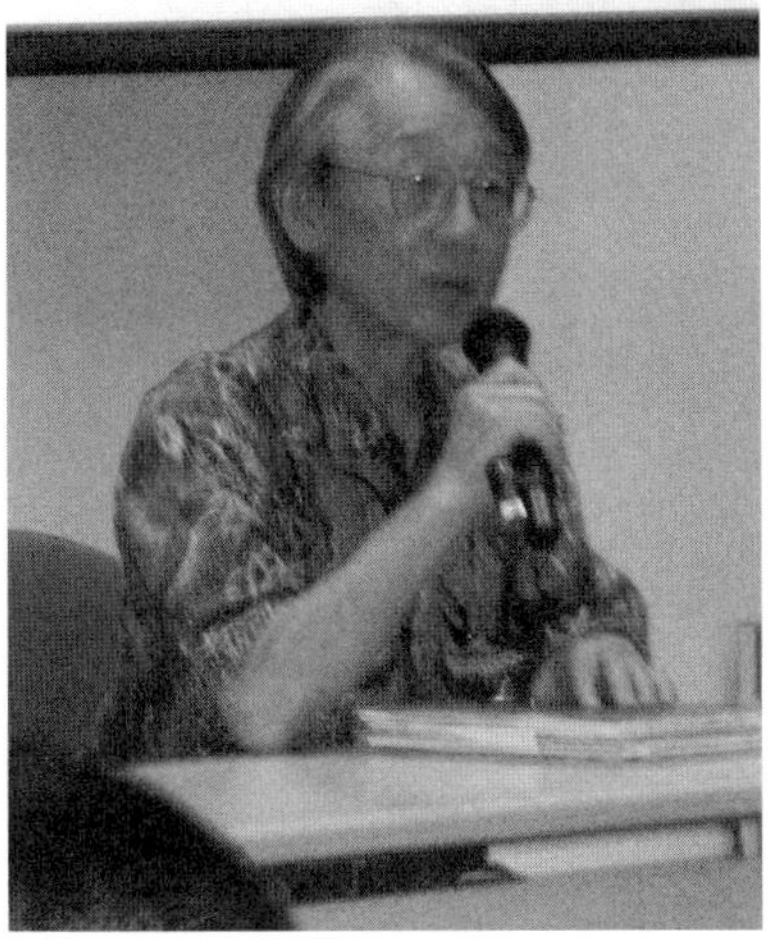
黒部信一先生

それで、私たち「未来の福島こども基金」は、丸森さんたちが立ち上げられた「市民放射能測定所」（45ページ参照）の支援に入ったわけです。

「希望」が免疫力を活性化する

私は、「母乳調査・母子支援ネットワーク」（＊1）も立ち上げ、その発起人になっています。この団体は、母乳の調査をしています。当初（3月16日）の調査では、千葉県と茨城県のお母さんたちの母乳から放射性ヨウ素が検出されました。5〜6月の調査では、福島県内のお母さんの母乳からも出ています。

では、被曝して母乳から放射線が出たらどうすればいいのか、といわれれば、これはわからない。そういうデータはこれまで何もないのです。しかし、内部被曝を抑えると放射線量は低減し、母乳に出なくなるのではないかと考えられます。というのは、母乳から放射性物質が出た方に、できるだけ食べ物に注意してくださいと伝えて、母乳を続けてもらった結果、再検査では放射線量は検査にひっかからない程度に低減したからです。

それから、保養に出すということも有効です。「チェルノブイリ子ども基金」は、ほかの団体と共同して、汚染地に住む子どもたちがクラス単位で3〜4週間ごとに汚染されていない地域に行けるよう、ウクライナ、ベラルーシに1カ所ずつ保養所をつくりました。そこに3〜4週間いるだけで、子どもたちの放射線量の数値が下がるのです。

もう一つ、私は「病原環境論」といって、人間は環境に適応できないときに病気になるという考え方をもっています。「希望」は身体の働きを活性化し、病気を治す免疫力を高める。こころと身体は連動しているから、「希望」が病気を防いだり、治したりする働きがあるという考え方です。

免疫力を活性化するには希望を与えようということで、ベラルーシの保養所は「希望21」という名前になっています。

（＊1）母乳の放射能汚染の実態を調べるために立ち上げた団体。福島、茨城、栃木、千葉、東京、神奈川などで放射性ヨウ素やセシウムが検出されたと公表した。福島県、茨城県をはじめとする放射能汚染を受ける可能性のある地域の母親に向けて母乳検査を呼びかけるとともに、母子を支援する検査の資金カンパを呼びかけている。母乳検査費用は、1検体1万5000円。

食品の放射能を測定し、内部被曝を減らすことが大切

子どもたちの免疫力を高めるには、楽しく過ごし、ストレスを少なくしないといけません。お母さんたちが不安になっていたら、子どもたちはそのラウドスピーカーですから、もっと不安になります。だから、できるだけお母さんたちの不安を少なくすること、そして、子どもたちの免疫力を高めることが必要です。そうして、将来起きてくる晩発性障害をできるだけ確率的に減らしていこうというのが私の考えです。

そのために必要なことは、内部被曝を減らすことです。まず、市民放射能測定所で食品の放射能を測定し、できるだけ線量の低いものを食べていただく。将来的には、ホールボディカウンターを入れて、内部被曝総線量を測ることを考えています。

そういう形で、私どもは福島の人を応援していきたいと思っています。

プロフィール

黒部信一（くろべ・しんいち）
1941年東京生まれ。東京大空襲を体験。1966年慶應義塾大学医学部卒業。森永ヒ素ミルク中毒被害者を支援。小中学校のX線検診を廃止させる運動に成功し、廃止させる。慶応病院小児科、国立埼玉病院医長、吹上共立診療所所長を経て、堀ノ内病院勤務。総合小児科医。現在、「チェルノブイリ子ども基金」顧問、「未来の福島こども基金」代表。

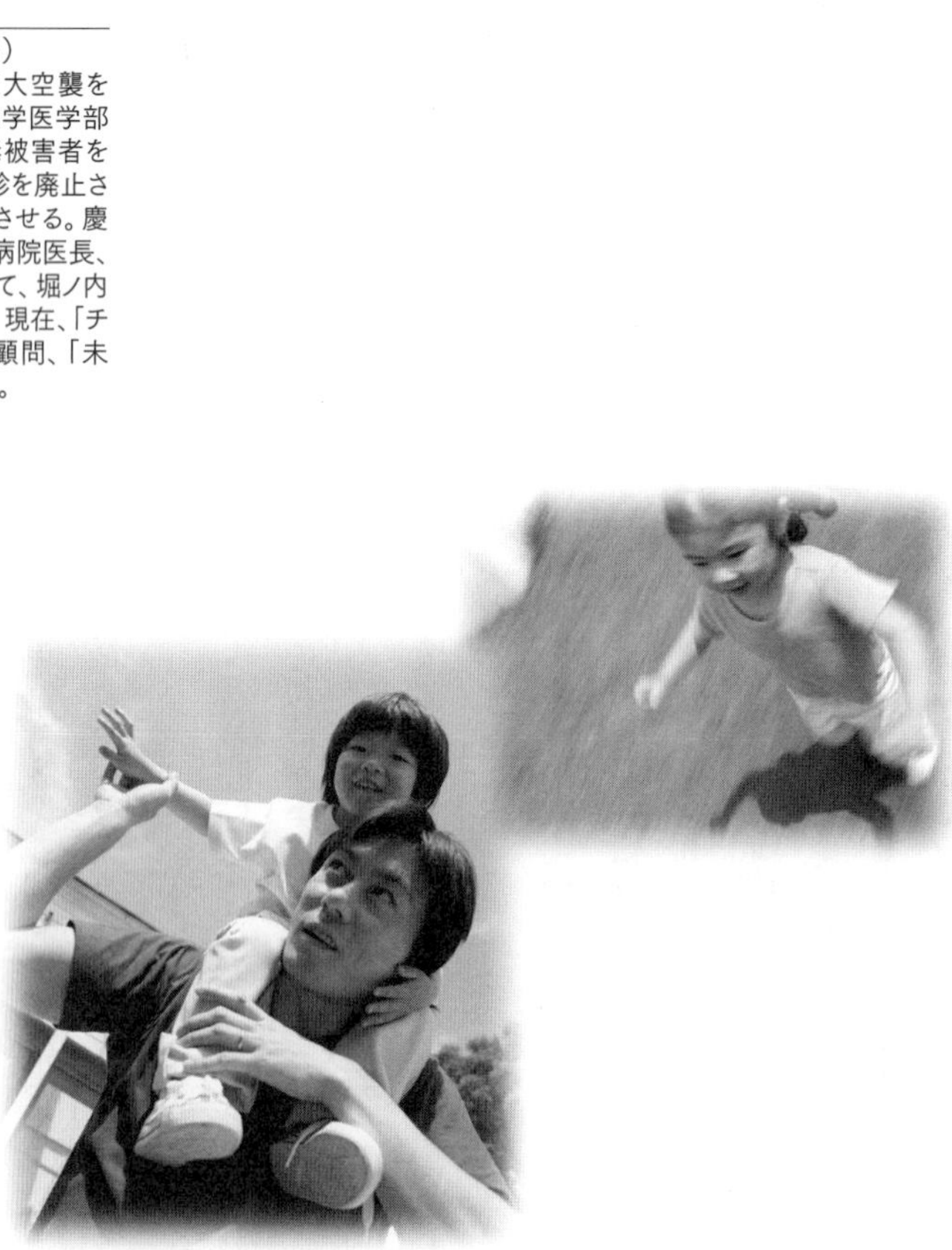

PART 3

動き出した親たち

今夏の牛肉の汚染報道は、全国の人々に衝撃を与えた。
水、食べ物、大地の汚染と、子どもをもつ親たちの不安は大きくなる一方だ。
全国各地で、子どもを放射能から守ろうと親たちが動き始めている。
しかし、「私は心配しすぎだろうか」「周りの人に相談できない」と悩む人も多い。
勇気を出して「不安です」と言ってみたら、共感する人は案外身近にいるものだ。
悩みながらも、つながろうと声をあげ始めた親たちの思いを紹介する。

福島の現状を聞くことから活動が始まった

──小金井市への陳情、講演会の開催、脱原発パレードへの参加など多彩な活動を展開

子どもと未来を守る小金井会議　山内　淳次さん、馬場　泉美さん

東京都世田谷区長の保坂展人さん、長野県松本市長の菅谷昭さん。脱原発を訴える市民グループなどの取材では、必ずといっていいほど、首長であるお二人の名前があがった。両氏とも今回の原発事故以後、迅速に真摯に放射能汚染対策に取り組み、全国的にも注目を集めている。

　さて、2011年4月の市長選で「市民派」の佐藤和雄氏が就任したばかりの東京都小金井市。こちらにも今年4月に発足したばかりの市民グループがある。「子どもと未来を守る小金井会議」だ。子どもをもつ親たちが中心となって、自分の住む街の子どもたちを放射能汚染から守るために、そして福島の子どもと未来のために活動を始めている。

　メンバーの山内淳次さん、馬場泉美さんの二人にお話を伺った。

発足のきっかけは福島からのSOS

──最初に、家族構成をお聞かせいただけますか。

山内　妻と男児（中3、小4）の4人家族です。

馬場　私は夫と小学校1年生の男児1人の3人家族です。

──「子どもと未来を守る小金井会議」の発足のきっかけは？

山内　呼びかけたのは、福島出身で現在小金井市在住の飯田しのぶさん（63ページ参照）という女性です。

　原発事故後、帰郷した彼女は、福島の方々が情報難民化していることを現地で感じたそうです。「安全だ」という情報のみメディアが伝え続けていて、ほかの情報が入ってこない。それに対して東京でも何かできないか、外からプレッシャーをかけることはできるんじゃないか、と飯田さんが市民に呼びかけたのが始まりでした。

──その呼びかけに応えて、関心のある人たちが集まったんですね。

山内　はい。飯田さんが市議会議員の片山かおるさんに相談をして、そこから関心がある方が当初5〜6人集まりました。私もそのなかの一人です。

──馬場さんは？

馬場　私は、職場が飯田さんと一緒なんです。福島の状況については、彼女から聞くまで何も知りませんでした。地震発生当初こそ放射能汚染を心配しましたけれど、その後報道されなくなって、何となく「大丈夫じゃないか」と思っていたので。飯田さんから話を聞

いてからは、「真実を知りたい」という気持ちが強くなって、この会に参加させてもらっています。

このままだと「福島県人」は消えてしまう…

――飯田さんを通じて、福島との連携も取っているんですね。

山内　先日は、ハーメルンプロジェクト（23ページ参照）の志田守さんにお会いしました。

馬場　飯田さんが呼んできてくれて、お話を聞かせてもらってね。

山内　何回聞いても福島の話はショッキングです。今、校長先生やら役所の人やらが、子どもを疎開させている親たちの家を戸別訪問して「安全だから帰ってくるように」と説得して回っているそうです。ローカルのラジオ局も「帰ってこいキャンペーン」をやっている。家を一軒一軒回っているなんて、戦時中に非国民を探したっていう話みたいですよね。信じられないけど現実なんですね。福島の行政は、福島県という形だけ守ろうとして、もはや福島の人たちを守ろうとはしない。

馬場　私が一番ショックだったのは、原発（3号機）の爆発があった3月14日に、お母さんたちがその情報を知らされず、通常の何千倍もの放射能が降り注ぐなか、子どもを連れて外で5〜6時間、水を求めて給水車に並んでいたという話です。県は爆発の情報をすぐには公開せずに、平気でそういうことをさせていた。

山内　情報を知ることのできる立場にいた人は家族を避難させていたのに、一般の市民と子どもたちは被曝させられていた。どれだけ文明が進んでも、人間の性《さが》というか「人間性」はそう進歩はしないんだと思いました。科学技術が進歩すれば、なんとなく「人間性」も進歩するという錯覚がありますが、人の愚かさは変わらない。

情報を求め、立ち見の参加者
――野呂美香さんの講演会

――そうした状況を市民に伝えるべく、5月22日に野呂美香さん（＊1）の講演会を開かれたのですね。

山内　飯田さんが郡山にいたとき、野呂美香さんや田中優さん（＊2）と知り合って、東京での講演を頼んでいたみたいですね。講演日が決まってからは、チラシをつくったり、宣伝のしかたを考えたり……。野呂さんの講演会は、東京ではこれが初めてだったんじゃないですか。今は全国に広がってますけど。

――反響はいかがでしたか。

馬場　立ち見が出ましたよね。200人くらい？

山内　220〜230人くらい来たかな？　会場のキャパが100人だったから、急きょ机を片付けていすだけにしたんだけど、それでも立ち見が出たから。遠方から来られた方もいました。千葉県からとか。皆さん、相当引き込まれて聞いていましたね。

――それだけ皆さん、情報に飢えていた!?

山内　野呂さんのことをツイッターなどで知って、ホームページを調べた人が、「小金井で講演会をやるんだ」と気づいてわっと集まったのかもしれない。

――引き続き6月22日には、田中優さんの講演会が行われましたね。

山内　あのときも、やっぱり200人近く来たのかな。平日の夜だったけれど、ほぼ満員でした。

（＊1）「NPO法人チェルノブイリへのかけはし」代表。チェルノブイリ原発事故の被災児童を1カ月間、日本で保養させるために招待する活動を1992年に知人と始める。福島第一原発事故発生後は、福島の子どもたちの救援活動を行うとともに、各地で精力的に講演会を開催している。

（＊2）「未来バンク事業組合」理事長。地域での脱原発やリサイクルの運動を出発点に、環境、経済、平和などに取り組むさまざまなNGO活動にかかわる。現在、立教大学大学院、和光大学大学院の非常勤講師。

お母さんたちをコアメンバーとして活動

――それらの講演会に来られた方の多くが「小金井会議」に入るという流れだったのですか。

山内　ワッとメンバーが増えたわけじゃないんです。新たに入った人は、10人もいるかいないか。アンケートをみると「入りたいけれどなかなか動けない」とか「応援してます」という声はあったけれど。

――層としては、どういう方たちが入られたのでしょう？

山内　やっぱり小さい子がいるお母さんが多いです。運動するうえで、実際に動けるのは夫婦共働きじゃない幼稚園に通う子どものいるお母さんですね。

馬場　でも、平日働いている私たちでも、メーリングリストで情報交換したり、講演会の様子をユーストリームで見られるので助かっています。

――メーリングリストは早い段階でつくられたんですね。

山内　片山さんが、すぐつくってくれました。少しずつメンバーが増えて今、50人くらいいます。

消えない食への不安

――会からは少し離れて、お二人のご家庭でのことをお聞きしたいのですが。地震、原発事故とその後の政府の対応などに対して、いつごろからどういう不安を抱いておられましたか。

山内　ちょうど僕は3月からツイッターを始めたんです。3月11日に入ってきた情報で「おかしいぞ」と感じました。ツイッターと新聞・テレビが伝える内容が食い違っていて、「本当は、事態はずいぶん深刻なんじゃないかな」と思いましたね。

――子どもたちの健康について気を配っていることはありますか。

山内　心配なのは、やっぱり給食ですよね。うちの子たちには学校で牛乳は飲ませてない。

馬場　うちの子も牛乳は飲ませていません。給食は食べていますが。家での食事は野菜が心配です。「大地を守る会」（＊3）の宅配に「子どもたちへの安心野菜セット」というのがあって――事前に放射能測定して不検出だった産地・品目の野菜セットです――それを週1回取っています。

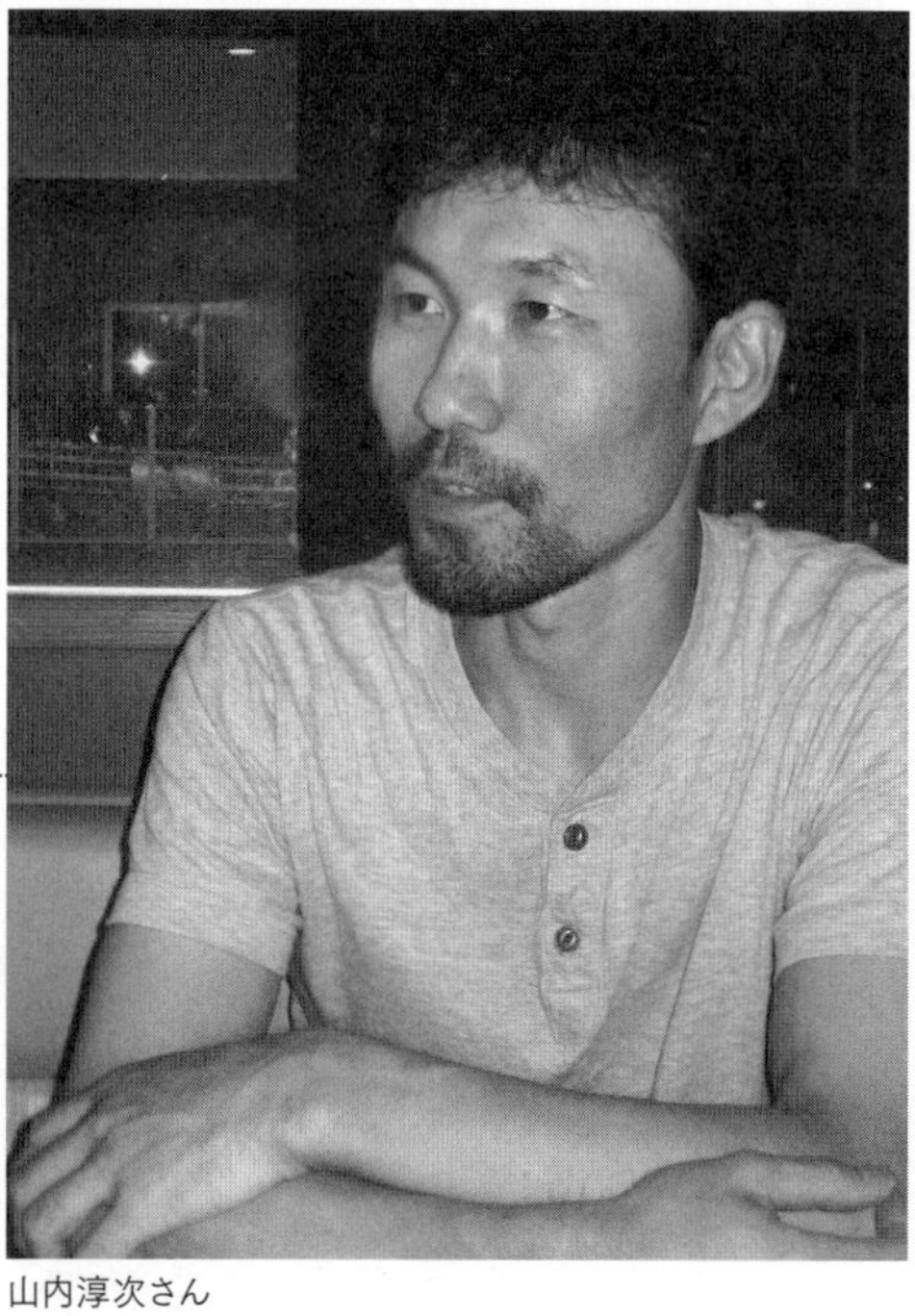

山内淳次さん

山内　確実に安全な食べ物がどこにあるのかはわからないですけど、東北と関東近県のものは食べないですね。北海道と大阪に親戚がいるので、そちらから送ってもらうようにしています。

（＊3）自然環境と調和した生命を大切にする社会の実現をめざして、1975年から活動する企業。国産の有機農産物、無添加のおそうざいなどを宅配している。

生産者と消費者を切り裂く「風評被害」

山内　それまでの食生活と180度違っちゃいましたよね。今まで

福島の子どもたちを救いたい

子どもと未来を守る小金井会議
呼びかけ人
飯田しのぶさん

福島の人には一切情報がなかった

3月11日、地震があってすぐ、私は福島・郡山市にいる家族の安否確認をしました。郡山には、妹夫婦と小学生、中学生の姪、そして母が住んでいます。妹は、当時妊娠5カ月でした。幸いなことに妹と携帯電話がつながり、家族全員無事であることがわかってほっとしました。その後、原発事故があったと知り、これは大変なことになったと思い、その日の夜中から次の日も一日、ずっとパソコンとテレビにしがみついて情報を集めました。

テレビでは、枝野官房長官が「大丈夫です」と言っていましたが、こんな津波があって、大丈夫なわけがないと思いました。ネットやツイッターでは、「メルトダウンしたらしい」という情報が流れました。私は、妹を守りたい一心で、「窓を閉めて外に出ないこと、食料や水、カセットコンロを買い込むように」などと携帯電話で指示をしました。本当に必死でした。

当時、福島に住んでいる人には、一切情報がなかったのです。一番危険なところに住んでいる人に情報を出して避難を呼びかけなければならないにもかかわらず。テレビやラジオでは、「福島5・2マイクロシーベルト／時、郡山3・5マイクロシーベルト／時」といった毎時の放射線量と「大丈夫です」というコメントのみが、エンドレスで流されていたそうです。

3月下旬、高速バスが通ったと聞き、すぐに郡山に行きました。私はマスクをしていたのですが、親戚や知人など会う人ごとに「放射能は微量だし、国も心配ないと言っているのに、なんでマスクをしているの？」と言われました。放射能汚染のことを何も知らされていないのです。私は、国や県に対する怒りを抑えることができませんでした。

東京も被曝していることを知って

ちょうど福島市で野呂美香さんの講演があるというので、聞きにいきました。講演が終わったあと野呂さんに、小金井市でも講演会を開きたいので来てほしいとお願いしました。というのも、わが子のいる東京も被曝しているということを知ったからです。東京と福島、両方の子どもを守る活動をしなければいけないと思いました。

東京に帰るとすぐ、知り合いの議員さんに相談し、口コミで関心をもっている人に声をかけ、「こどもと未来を守る小金井会議」を立ち上げたのです。

郡山では、「福島は国に捨てられたんだよ」という声を聞きました。「避難したくても経済的な余裕がないし、非力だし、ここで生きていくしかない」という声も。本当に悲しいです。

しかし、福島でも、避難の権利を求めて対政府交渉を始めている人たちがいます。長期の疎開が無理でも、プチ疎開というか短期間の保養に出すだけでも、子どもの健康にとっても、のびのびと遊べるという意味でもいいのです。

今後は東京でも、疎開してきた当事者の支援をしていきたいと考えています。

福島の子どもたちを救いたい。そのために、まず福島の子どもたちの現状を知ってください。そして、一日も早く子どもたちが避難できるよう、力を貸してください。

（談）

は近場のものを食べるようにしていたのに。

――食の問題に関心がある人は、地産地消を大切にしていましたものね。

山内　事故が起きてからは地球の裏側のブラジルの鶏肉を買ったり、肉類はオーストラリア、アメリカという具合。魚はほとんど買えなくなりましたね。産地がわからなくて。

――「風評被害」という言葉もおかしな使われ方をしていますね。

山内　本来の「風評」という言葉の意味とは違う使われ方をしていますよね。去年つくったお米を危険だって言うのは風評被害ですよ。でも、今回のは違う。

馬場　言うとすれば「実害」ですよね。

山内　こちらも被害者なのに、新たな加害者みたいに言われてしまう。農業に携わる人も、東電と国に補償してもらわなくちゃいけないのに……。生産者と消費者は、お互いに対立させられている。

馬場　「なんで野菜買わないの？」みたいな……。

山内　そういう被害者同士が対立させられる構図を巧妙につくってますよね。

雨ざらしのプールには子どもを入れたくない

――子どもたちは今、夏休み（取材時は8月初旬）ですが、様子はいかがですか。

山内　今、うちの下の子は、私の実家の北海道に2週間疎開させています。6月に、1週間連続で鼻血を出したりしたんです。ちょっと心配で。

馬場　私は、プールが心配でした。雨ざらしだし。今は、爆発こそ起きていないけれど、放射能は放出され続けているじゃないですか。それを聞くとやっぱり心配で。でも、プールの授業を休ませると、子どもが「入りたい」って泣きわめく。つらいです。

――かわいそうですよね。

馬場　結局、授業ではプールに入らせましたけれど、夏休みになってからは入れていません。

　8月最初にやっと、小金井市は小学校のプールの放射線量を測定したんですよね。一応「検出限界以下（10ベクレル以下）」って結果が出たけれど、どうやって測ったのかな？　そこが心配なんですけど。プールの底に放射性物質はたまると思うので。

小金井市への陳情活動を行う

――「小金井会議」の活動の話へ戻しましょう。市議会に4つ出された陳情（72～73ページ、資料1～4参照）についてお伺いできますか。

山内　野呂さん、田中さんの講演会のあとに、メンバーで話し合って、市に陳情することにしました。メーリングリストに、つくった陳情書案をアップして、皆にチェックしてもらって、それをもとに署名を集めて提出しました。市議会で「資料3」以外は採択されました（＊4）。

――すごいですね。

山内　4月に小金井市長選があって、市民派の佐藤市長が就任したばかりだったから。

馬場　それも大きかったと思う。口コミで支持を集めて市長になったんですよね（笑）。

山内　一番通してほしかったのは「資料3」の給食の問題。これが通れば2学期から反映されたのに。国の食品に関する放射能暫定基準値は高すぎるので、「子ども基準」をつくれば一番いいのですが。測定も毎日やってほしいし。

（＊4）8月24日、「資料3」についても、厚生文教委員会で採択された。

市や学校とは対立するのではなく、一緒に考えていきたい

――給食問題への取り組みについて、もう少し詳しく聞かせてください。全国の子どもをもつ親たち

が、強い関心をもっていると思います。

馬場　お母さんたち数人と市役所に行ったんです。「陳情も出していますが、重ねて要請に来ました」「食材の産地を公開してください。東北や関東の野菜は使わないで」と。庶務課の人が出て聞いてくださるんですが、「暫定基準値以内であれば安全だと理解している」というスタンスなんですね。

山内　市は、「国の今の検査体制で十分だ」「サンプリング検査で十分だ」と言います。残念ながら、市長もＩＣＲＰの基準（55ページ参照）でＯＫだと言っています。でも、小金井市はほかの市にはない食品の放射能測定室があるんだから、１日１品でも検査できるはず。それをやらないし、やりたがらない。

馬場　現状維持、の姿勢ですね。

――学校には要望を出していますか。

馬場　何回か電話しました。

小学校は、各学校に栄養士さんがいてメニューをつくっていて、それにあわせて各学校が八百屋さんに発注するから、産地が選べなかったりするらしいんです。だから、まず産地公開から始めてもらいたいと話しました。

――現状では教えてもらえないんですか。

馬場　あとで、個人的に聞いたら教えてもらえるという形なんですね。千葉、茨城産はけっこうありました。放射能汚染についての認識が学校と私たちとでは違います。

――どう説得していけばいいんでしょう。

馬場　栄養士さんたちも自分の立場があると思うので、「それじゃダメですよ」って言うんじゃなくて、「一緒になって、この問題を考えていきましょう」と、栄養士さんと保護者との話し合いの場をもっていきたいと思っているのですが。

小金井市の「放射能測定室」稼動歴は20年以上

――小金井市では、チェルノブイリ事故後に放射能測定室（70、71ページ参照）が設置され、市民によって運営され続けてきたということを聞きました。

山内　１９８６年のチェルノブイリの事故のときに日本各地で、食品の放射能汚染に関して危機感が高まったらしいんですね。小金井市でも、食品の放射線量を測る器械をもちたいとの声が高まって、署名が集まった。

馬場　一気にすごい数の署名が集まったらしいですよ。２０００人とか……。

山内　その後、１９８８年６月議会で可決されて、測定器を買うことになったらしい。でも市は当初「器械を買うのはいいけど、測定室の人員を役所から派遣する費用がない」と渋ったそうです。そこで、１９９０年に市民による「運営連絡協議会」がつくられた。だから測定器の持ち主は市、配置場所も市立の公民館。だけど測定と管理は市民団体が担っています。その形で、20年以上一生懸命続けてきたのです。

原っぱのクワの実を持ち込んで測定してもらった

――測定室の方々と小金井会議の方たちとの交流はあるのですか。

山内　測定室の方にも、私たちのメーリングリストに入ってもらっています。

馬場　測定室が開く勉強会には、私も参加しました。

――測定してもらうのに、料金はかかるのですか。

山内　無料です。福島などでは、測定してもらうのに高い料金がかかると聞いていますが、小金井市では無料なので、気軽に持ち込めるからいいですね。ただし、11月くらいまで予約でいっぱいみたいです。

馬場　市民からの依頼だけでなく、市からの依頼で、給食の測定とかも入っているからですよね。

山内　僕も測定してもらったことがありますよ。そこの原っぱのクワの実。学童の子どもたちはその原っぱを通って帰るんですよ。みんな途中でそれを食べるから気になるってお母さんたちが言い出して。「測定器で測るには、200cc分とらなきゃいけないから大変だよ」って言ったんですけど。

——200ccというのが、測定に最低必要な量なんですか。

山内　小金井の測定室は、最初に測定器を選ぶとき、200ccのを選んだそうです。今考えれば、それがよかったんです。なかには1ℓって器械もあるそうですから。1ℓ集めるのは相当難しい……。

——でも、クワの実200cc分というのも大変なんじゃないですか。

山内　大変です。実が小さいし、絞ってもそんなに汁が出ませんから。でも、あるお母さんが「私、集める」って（笑）。

　それで、セシウムが検出されたんですよね。ホームページに公開されていますけど、19ベクレルだったと思います。

土壌汚染の測定・対処についてももうひと頑張りしてほしい

——土壌汚染についてはどうですか。学校とか保育園は全部測定済みですか。

馬場　小学校は、空間線量は全部測っていると思います。保育園もでしたっけ？

山内　たぶん保育園も。

馬場　プールは、やっとこの間、2つの小学校で測定された。これは、外部の検査機関に頼んで検査してもらったみたいです。

山内　ほかの市に比べたら、小金井は動いてくれているほうなんでしょうけど、まだ満足のいくものではない。土壌の測定にしたって、測る場所、測り方についても「どうなのかな？」と思うところがたくさんある。「グランドの真ん中は、測る場所として適切か」とか。

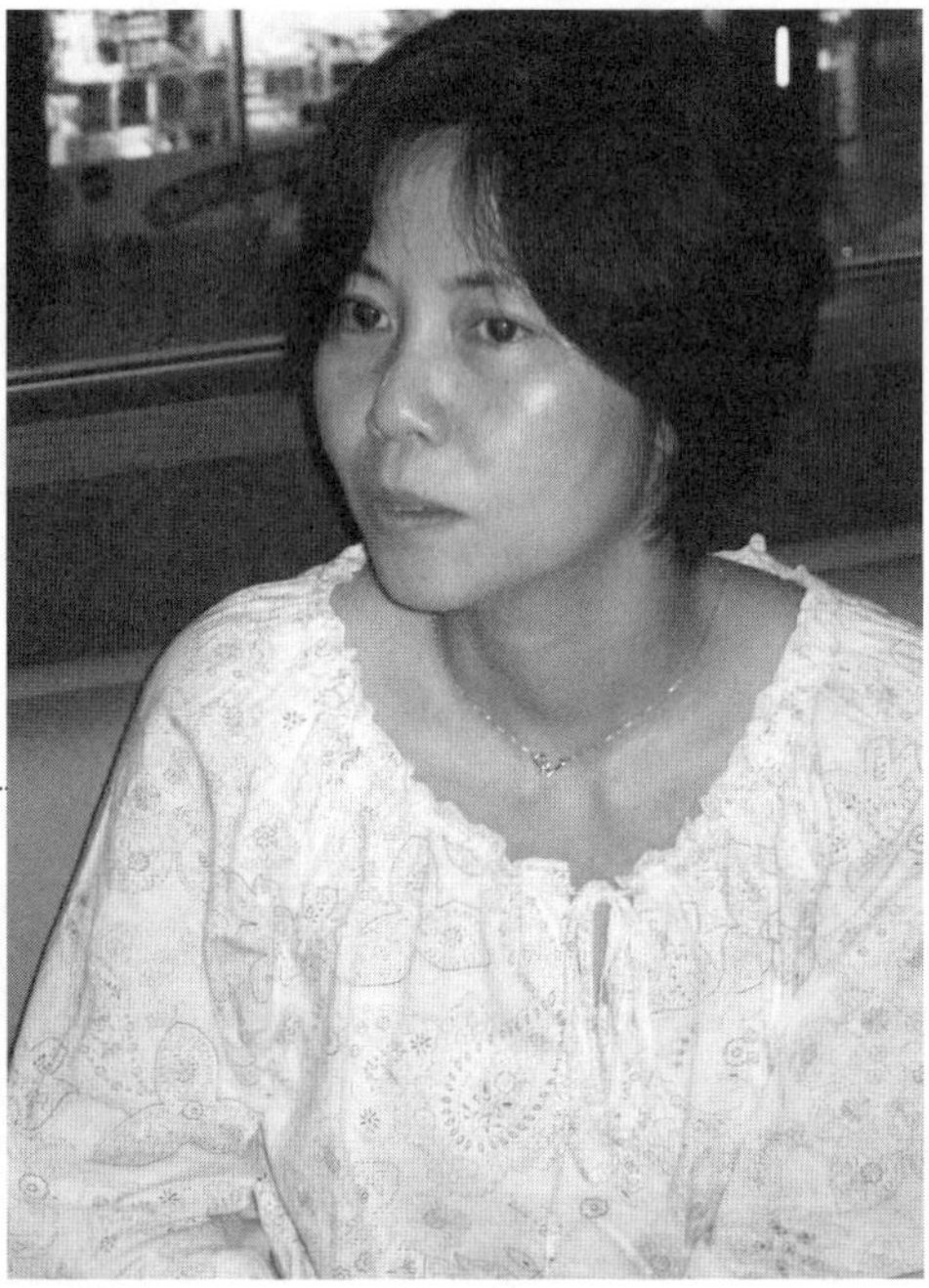

馬場泉美さん

放射能がたまりやすいのは側溝とか水の流れるところだと言われているから、そういうところを測ってほしいのですが。

　一つひとつのこちらの要望に対しての受け答えは頑張っているほうかな。もうひと頑張りしてほしいとは思っていますけど。

測る目的をもっと明確に

山内　給食の食材の測定結果が発表されたのですが、3月11日以降最初に発表されたものを見たら、海外産のものとか、去年とれたお米も入っていました。「なんで今、それを測るの？」と問うと、「いや、その品目は去年も測っていましたから」って。

馬場　今、皆が何を心配しているかがわかってないんですよね。だって、ぜんぜん汚染の心配のない、たとえば北海道のジャガイモとか測っていて（笑）。産地で見てほしいのです。

山内　そのこと、市の学務課に電話したんです。保育園の給食はこのあと測るという話だったので、「じゃ、保育園の給食を測るときには、きちんと考慮して測ってくれますよね」って言ったら「それは保育課に電話してください」と。「そちらから話はつながらないんですか」と聞くと「いや、こちらとは行き来がないので」。

一同　苦笑

山内　役所内で放射能汚染防護のプロジェクトチームをつくってほしいんですけど、今は難しい。

——縦割り行政の不便なところですよね。

山内　「世田谷こども守る会」（＊5）の方とお話をしたときに、役所の縦割りのシステムや前例主義を崩すためには、いろんな人がマメに役所に行かなくちゃいけないってことを聞いて、根気強く活動しなくては、と思いました。

（＊5）福島原発の事故後、小さな子どもたち、そして新しい命を授かる若者たちが、今までと変わらず、安心して暮らせるようにと結成された団体。世田谷区が、未来のいのちを第一に考えた放射能対策で、全国の自治体のモデルとなるよう求めている。

市議会ウォッチャーは多いほど効果的

——陳情書を出したあとの市議会傍聴には、皆さん行かれたのですか。

山内　行けるときは行きました。市議会が開かれるのは平日の昼間ですから、そういうときに動けるのは幼稚園のお母さんたちが主ですね。

馬場　私は行けなかったけれど、ユーストリームで見ました。あれが大きいんですよね。

——そういう形で見ている市民がいることが、市議会への圧力にもなりますしね。

馬場　「議会は閉ざされていない」と。見ながら「え～、こんなことやってるの？」とかあきれたりすることも（笑）。

山内　中断して裏で何かゴソゴソやっても、中断しているってこと自体が「何かやってたぞ」って、見ているほうにわかってしまう（笑）。

お父さんたちは放射能への危機意識が薄い？

——市民の関心がもっともっと高まるといいですね。

山内　お父さんたちの関心が低いんですよね。

馬場　そうですね。友人のご主人は関心がないです。私、今年から子どもを学童保育に入れていて、たまたま学保連（＊6）の委員になったんです。委員のなかにもお父さんがいらっしゃるけれど、放射能の危険性を理解はしているのですが……。

山内　僕の周りでも、もともと関心をもっている人はもっているけど、新たに関心をもつ人はいないですね。

——一般に、お母さんたちのほうが、子どもや食べ物に関してはリアリティをもって反応するところがありますよね。

山内　お父さん同士では、「そうはいっても、原発を廃止にはできないでしょ」とか「原発を止めると経済が打撃を受けるでしょ」などと、小難しい論理的な話というか、抽象的な話になってしまう。「そうじゃなくて、根本的にいのちが危険になるでしょ」って言っても、かみ合わない。みんなね、確率的に自分の子どもはがんや白血病にはならないと思ってるんですね。

馬場　お母さんたちって、たとえば予防接種などで「1万人に一人くらい副作用で病気になります」と言われたら、「もし、うちの子がその一人になったらどうしよう」と考えるところがあると思う。

山内　お母さんのほうがいのちに対してのイマジネーションが豊かなのかもしれない。たとえば学者が「がんの発症率は1000人に一人増えるだけですよ」「0・1％が0・2％になるくらいです」って言うと、男の人は「1000分の1には、うちの子は入らないだろう」と、数字のままで考えてしまいがちなのではないかな。一方、お母さんはその一人の子の顔を思い浮かべる……。

（＊6）小金井市学童保育連絡協議会の通称。東京都小金井市の9学童保育所の父母による団体。学童の父母が交流するとともに、小金井の学童をめぐるさまざまな課題への取り組みを行っている。

「気にしすぎだよ」と言われても

馬場　でも、学保連のメーリングリストに、放射能汚染への市の対応について自分の意見を流したら、お母さん、お父さんたちから反応がありました。それがきっかけで、私の子どもの通う学童の保護者会で、この問題について話すことができたんです。「実は、今、福島はこういう状況です」と。学童保育の先生はすごくいい先生で、おやつにトウモロコシとかも出るんですけど、「産地に気をつけます」って言ってくれました。あと、月1回の代表者会議でも、事務局長から放射能汚染問題について話す機会をつくってもらえた。「月1回5分ずつでも、話してください」って。

理解があるという人たちは必ずいます。今は、学保連の父母の皆さんが本当に耳を傾けてくれています。各学童で、給食についての陳情署名もたくさん集めてくださいました。

山内　僕も「小金井会議」以外にも趣味のメーリングリストに入っているのですが、その人たちにも情報を、ちょこちょこ流しています。ちょっと顰蹙《ひんしゅく》をかったところもあったけれど、一人でも響く人がいればいいかと思って。まあ、「この人にはこの話題通じないな」って思う人には、その話題を避けがちにはなっているけれど。

――馬場さんのように、職場の同僚から話を聞いて危機意識をもつ人もいるわけですからね。

馬場　はい。でも今までの友人の間でも温度差は、すごくあります。友情にヒビが入るくらい（笑）。「そんなの気にしてるの？」ってバッサリ言われたことがあります。でも最低限、これは気をつけたほうがいいかなということ、たとえば「子どもが食べる野菜の産地には気を遣ったほうがいいかもね」とか、その程度のことは、考え方の違う友人にも言うようにしています。

――人々の無関心の一因として、やはり具体的な情報の少なさがあるかもしれないですね。先ほどの話じゃないけれど、数字を信用しているお父さんたちのためにも、やはり市には具体的な数値の情報公開を求めたいですよね。土壌の放射線量についても、いろんな場所で細かく測定して、その数値を公開すれば、リアリティが出てくるかも。

山内　食品の検査値も全部情報を出してほしいですよね。

馬場　逆に、出したほうがいいんですよ。安全なことがわかれば、それはそれでいいのですから。

つながりを大切に脱原発をアピールし続ける

――陳情書の提出といった活動以外にも、たとえば「6・11脱原発100万人アクション」の一環として、6月12日に、小金井で脱原発パレード（写真参照）をしたんですね。

馬場　すごくたくさんの人が参加してくれました。私は夫が出張中だったので、子どもと二人で参加しました。子ども中心でなごやかなムード。道を行く人もほほえましく見ていましたね。

山内　実行委員のコンセプトがしっかりしていたと思うんですよ。「楽しいパレードにしよう」って。

馬場　だから、シュプレヒコールはなくて、音楽がかかっていました。鳴り物をもってきた人もいたし。本職のチンドン屋さんもいました。

――パレードの実行委員会は、ど

ういうふうにつくったのですか。
山内　小金井市には、私たちのグループだけでなく、環境問題や保育・教育問題などいろんな活動をやっているグループがあって、そういう人たちが連絡を取り合って。うまく市議さんたちが人をつなげてくれているんです。それでいて、自分たちは前に出ないようにしている。

馬場　政治団体と思われたらいやでしょう、と。私も最初かかわったとき、「え、市議会議員？」と思いましたもん。でも「政治団体じゃないよ」って言ってくださったので。実際、かかわってみると市議さんの存在は大きい。
山内　市にどういうふうに働きかけをしたらいいのか、陳情はどういうふうにするのか、とても私たちだけじゃ、できなかったです。
馬場　本当に市議さんがいてくださることが、どんなに心強いかと実感しました。
——連携を大切に、今後も頑張ってください。今日はありがとうございました。

＊　＊　＊

写真　6.12さよなら原発！小金井パレードの様子

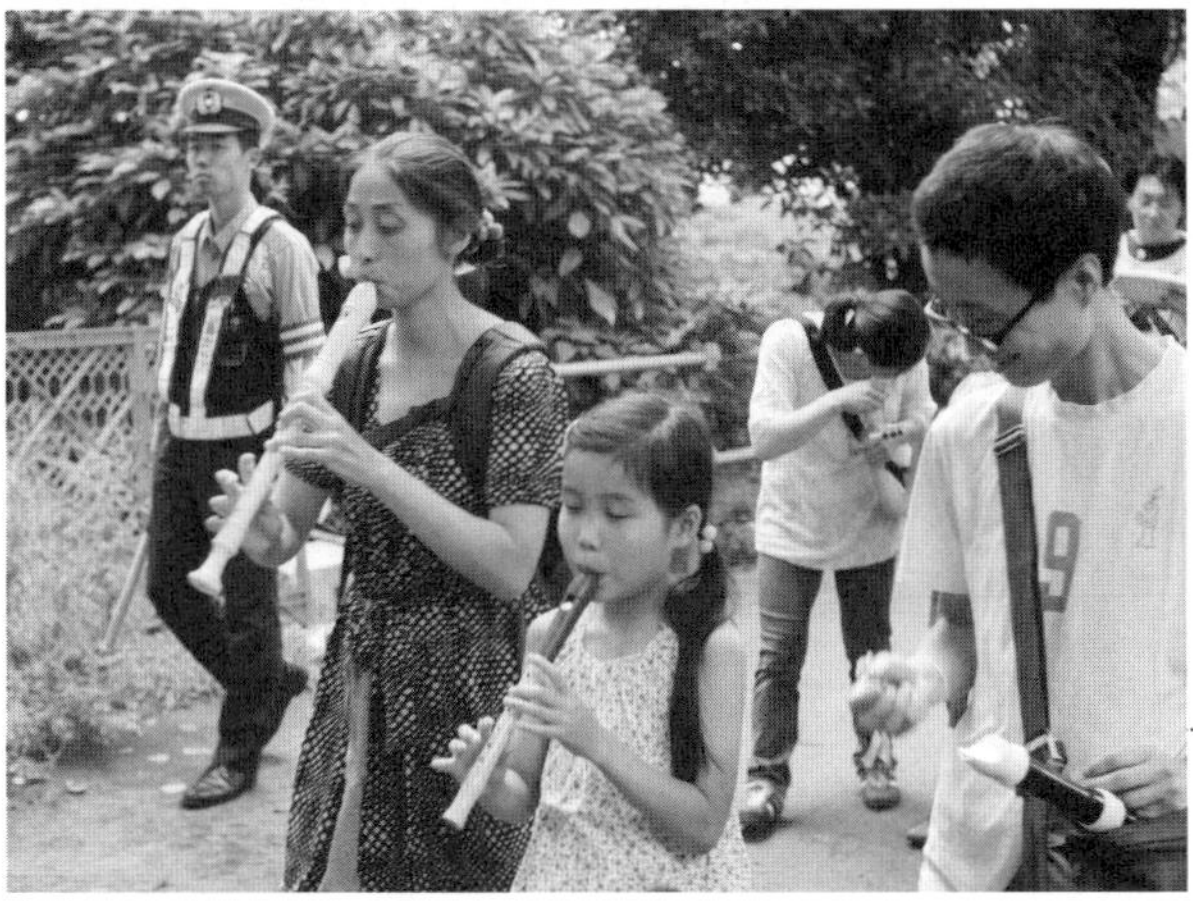
音楽のある楽しいパレード

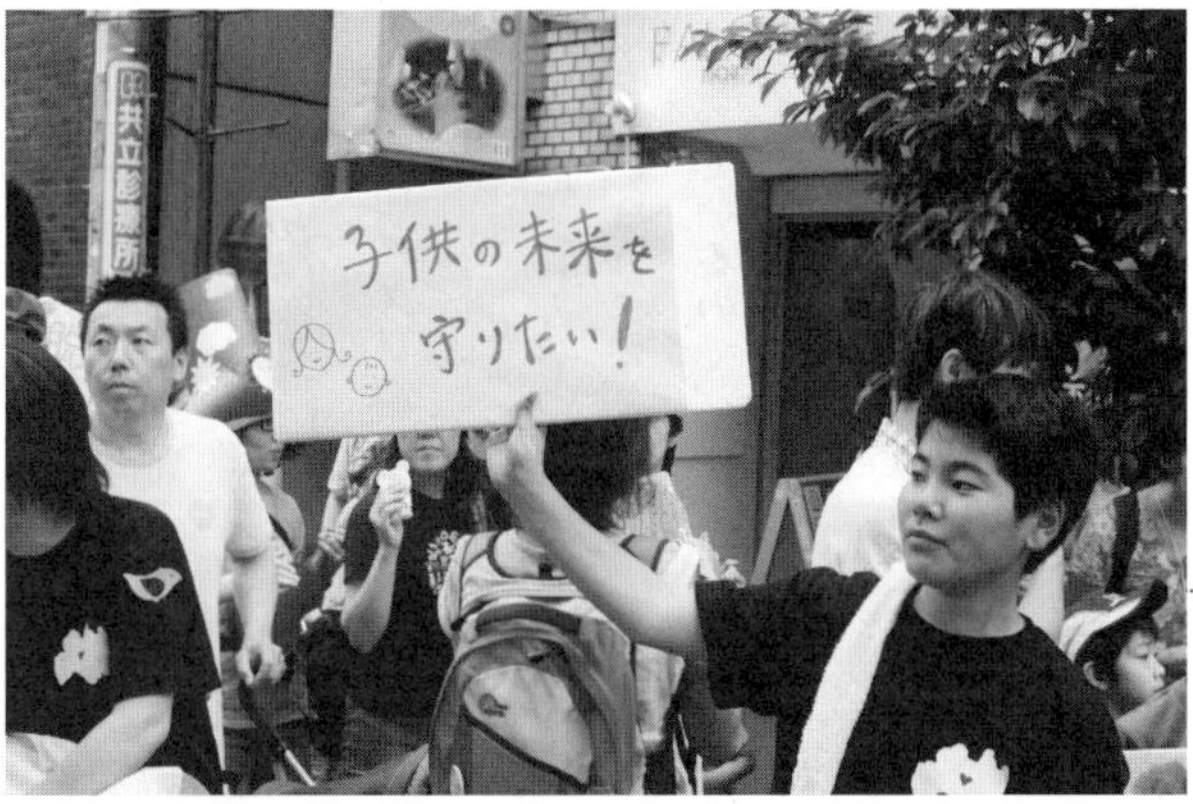

子どももたくさん参加
（写真提供：藤岡真理子さん）

「子どもと未来を守る」——会の名前そのままに、メンバーたちは未来のためにやるべきことに全力で取り組んでいる印象を受けた。
脱原発の大きな目標の一つとして、代替エネルギーの模索があるが、それについても勉強をしていて、「地熱発電について日本は世界有数の技術をもっている」という話もされた。また、当面の目標として、２学期に全国の疎開先から帰郷予定の福島の子どもたちに、秋以降も連休などを利用して短期滞在などができるよう支援したい——こうした話が次々とお二人の口から飛び出して、取材が終わっても、話がつきることはなかった。

（まとめ／新舘衣吹）

測定値にたくさん触れて、自分なりの判断基準をもってほしい

小金井市放射能測定器運営連絡協議会
香田頼子さん

放射能測定室の活動と設立の経緯

放射能測定室は１９９０年7月に開設されました。測定器は小金井市が購入・設置していますが、測定をしているのは「小金井市放射能測定器運営連絡協議会」という市民団体で、測定にあたっているのは、今のところ7～8名ほど。福島原発事故以前は週1回の測定でしたが、今は市民からの申し込みが増えたこともあって、5月以降週3回に増やしました。

測定を申し込めるのは、小金井市に在住・在学・在勤の方です。そうした方々から検体（砕いたもの２００cc分）を受け取り、測定器で6時間かけて測定します。測るのはセシウム１３４と１３７で、検出限界値は10ベクレルです。料金は無料です。

測定後、申し込まれた方に結果をお知らせしますが、最近は市民の関心が高まっているので、情報をホームページでも公開しています。

市からの依頼で、保育園や学校の給食の食材も測っています。

そもそも私たちが、小金井市へ食品の放射能測定器を購入してほしいと求めたのは、チェルノブイリ事故のあと、食品への汚染が心配だったからです。陳情の内容には、「給食も測ってほしい」という要望を盛り込みました。開設の翌年から給食も測ることになり、毎年8月に保育園給食食材、2月に学校給食食材を測定してきました。

給食の食材測定は、年1回で大丈夫？

給食の測定は、使う頻度の高い食材を市がピックアップし、それを一度に受け取って測っています。学校給食が14検体、保育園の給食が15検体です。今年の給食測定は、福島原発事故の影響で、時期を前倒しし、7月に実施しました。

今後は年1回で終わるのではなく、継続してできるだけ多くの食材を測定できたらと思いますし、市にも要望が出されています。市とも協議し、新しい体制をつくっていくことを考えなければならないでしょう。

事故後の迅速対応は市民運営だからこそ

チェルノブイリ事故のあと、食品の放射能測定器を買ってほしいという運動はほかの地域でもあり、購入して測定していた自治体もありました。しかし、現在まで測定活動を続けているのは、私たち小金井市と神奈川県藤沢市の二つではないかと思います。この20年の間に器械が壊れてしまって、買い替えに至らなかったというケースや、測定器はあるけれど市の財政事情などで測定活動が続けられなくなったというケースもあるようです。

「もし深刻な事故が起きた場合に、はたして私たちは迅速に正しい情報を得られるのだろうか？」という思いが、21年も私たちの測定を継続させてきた、といえるでしょう。

今回の福島原発事故のときも、すぐに対応できました。21年前の導入のときに、もし市が職員を配置する体制になっていたら、これほど柔軟には対応できなかったかもしれないですね。

25年経っても放射能の影響が

正直な話、チェルノブイリ事故から十数年経つと、市民からの測定の申し込みも少なくなっていました。それでも私たちは、「私たちが気になるものを測定していく」と、活動を続けてきました。

やはり、輸入食材などで、たま

に高い数値が出る食材があるんですよ。２００８年にたまたまブルーベリーの入った食品を測ったら、高い値が出ました。おかしいと思って、いろんな国のブルーベリーを重点的に測ったところ、カナダとかアメリカ産は出ないのですが、北欧産の野生種を使った高級なジャムから出た。チェルノブイリ事故から25年経った今も、まだその影響が残っていると推測できます。

その後、私たちは測定結果を国と業者に報告しました。輸入規制値を超えたために、関税で「積み戻し」(原産国へ返還すること）になったブルーベリージャムもありました。私たち市民の測定活動が、食品業界への監視の目にもなっていたのではないかと思います。

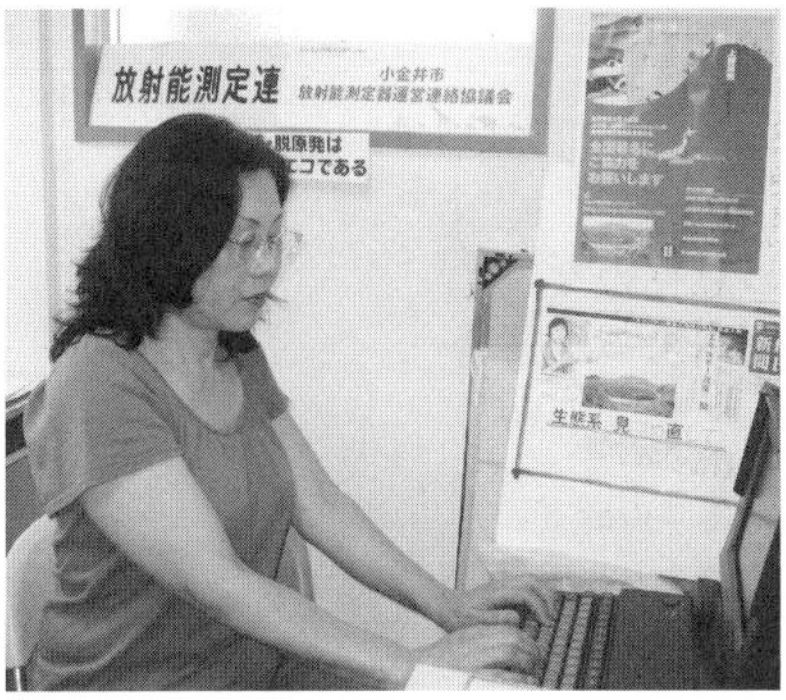

測定をする香田頼子さん

そのほか、イタリアの乾燥キノコからも高い値が出ました。国内の干ししいたけで、中国の核実験の影響と思われる測定値が検出されたものもありました。

お母さんの「わからない」を解消したい

現時点（8月下旬）では、国のいう食品の放射能暫定基準は、５００ベクレルと高いですよね。福島原発事故の前は、輸入食品に対して３７０ベクレルが基準でした。それでも、当初はずいぶん高いと思っていました。ジャムなんかから１００ベクレル出ると、びっくりしていました。

業者が、野菜などの出荷の際に測るのは、基準値の５００ベクレルを超えていないかどうかがわかればいいというもの。でも、ここでは、市民がその食品を口に入れてもいいかどうかを知りたいということで測っています。目的が違うのです。

私たちのもとには母乳を検体として持ち込まれることもあります。母乳などは本当はもっと細かく検出できればいいのですが、でも、不安を抱えていらっしゃるお母さんに、「10ベクレル以下でしたよ」と言ってあげられることは、せめてもの救いかな、と。

みなさんの一番の不安は、「わからない」ということです。測定結果をお知らせすると、ゼロではなくても「このくらいなのね、この食べ物は」と、安心されます。野菜の出荷のときにも、せめて10ベクレル以上のものは数値を公表してほしいですよね。

測定結果の数値にたくさん触れてほしい

牛肉の放射能汚染が報道されましたが、これからは全国どこでも、思いがけないところで放射能に汚染された食品が出てくるのではないかと思います。

不安に思っていらっしゃるお母さんたちには、いろんな機関の測定結果の情報・数値にたくさん触れて、自分なりの判断基準というものをもっていただきたい。そのうえで、「このくらいの数値なら、子どもには食べさせたくないけど、大人は食べよう」とか、「これは無理に食べなくてもいいので、もう少し大きくなるまで食べさせないでおこう」とか、そうした判断ができるようになるといいのではないかと思います。

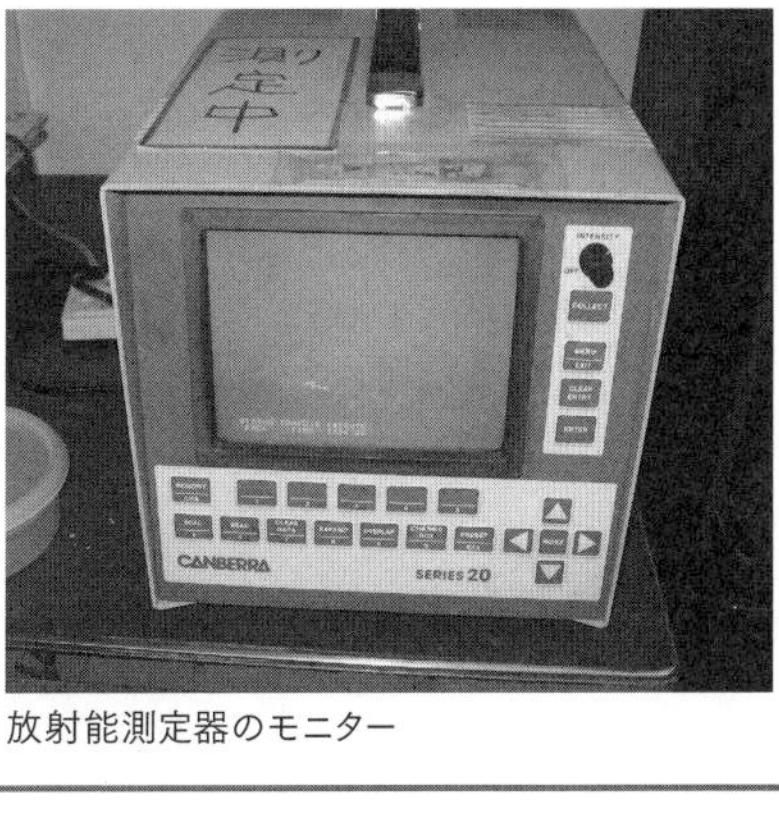

放射能測定器のモニター

資料1

平成23年6月2日

小金井市議会議長　殿

子どもの被ばく量最小化のための意見書を
小金井市議会から国へ提出することに関する陳情書

＜陳情要旨＞

1．子どもに内部被ばくを含めた「年間１ミリシーベルト以下」現行基準の厳守。
2．１に基づき被ばく量最小化のため最善措置への意見書を小金井市議会から国へ提出すること。

＜陳情理由＞

1．５月27日に文科省が示した学校の校舎・校庭等の使用基準は「年間１ミリシーベルトから20ミリシーベルト」を目安としています。
2．しかし、この中に福島原発の事故後からの積算線量、学校外に於ける積算線量は含まれていません。
3．さらに内部被ばくと子どもの放射線への感受性の強さを考慮に入れたものではありません。
4．今後、福島県を中心に関東圏も含めた子どもの内部被ばく調査を実施することが、具体的かつ効果的な措置への第一歩になると考えます。
5．子どもの被ばく量を最小化するため、除染・自主避難・疎開等への取り組みが円滑に進むように、国は最大限の支援を行うべきです。

以上のことから、小金井市議会から国への意見書を提出することを陳情いたします。

子どもと未来を守る小金井会議　代表 山内淳次　ほか　　人

資料2

小金井市での放射能測定に関する陳情書

以下３点を陳情します。

＜陳情要旨＞

1．小金井市内の全学校、幼稚園、保育園、養護施設、公園の放射性物質についての土壌測定を実施してください。
2．小金井市で、水道水の蛇口検査、地下水の検査を毎日実施し、市のホームページなどで公表してください。
3．小金井市の放射能測定器を最大限活用し、市民の被曝を防いでください。また測定結果については、全ての品目と数値を開示してください。

＜陳情理由＞

1．子どもは、大人の放射線被曝の５倍の危険があると、京都大学原子炉実験所の小出裕章助教（参院行政監視委員会の参考人）が発言しています。小金井市内の土壌汚染は、市内で採れた野菜から放射性物質が検出されたことからも確実なため、子どもの被曝を防ぐためには１日でも早く市内の土壌測定を実施し、除染などの対策を進めることが必要です。
2．小金井市では、東京都水道局が行っている朝霞浄水場系と小作浄水場の放射能測定のみで、約70％の深井戸から汲み上げた地下水については測定していません。
測定しないまま安全とするのは、子どもの内部被曝を考える上でも非常に不安感を持つため、市として水道水蛇口検査、および地下水の検査を行い、市民に安全と安心を与えてください。
3．1990年より小金井市が「放射能測定器運営連絡協議会」に無料で委託して行っている放射能測定を、市民の要望に応えるべく回数を増やしてください（夜間も活用して測定できるようにしてください）。そのための協議会への補助金など、運営がスムーズに行えるようにしてください。また測定結果については、市民が被曝を避けられるよう測定値を全品目開示し公表してください。

2011年5月31日

小金井市議会議長　様

乳幼児を持つ親の有志　代表　矢澤朋香

資料3

平成23年6月2日

小金井市議会議長　殿

子ども達のすこやかな成長のための学校給食の安全性確保に関する陳情書

日頃より市政発展のためにご尽力いただきありがとうございます。

小金井市の小中学校給食では、学校給食に地場の野菜を取り入れたり、出汁も手作りし、加工品を使わないなど、丁寧に手をかけた素晴らしい給食が提供されていることに感謝申し上げます。

さる３月11日の東日本大震災の影響で、福島第一原子力発電所が深刻な状況に陥り、大量の放射性物質が放出される事態が引き起こされました。事故後、各地の水道水や関東、東北の農産物などから国の暫定基準値を上回る放射性物質が検出され、乳幼児の水道水飲用制限や農作物の出荷規制などが行われる事態ともなりました。

内部被曝の恐ろしさは、呼吸や飲食などにより体内に入った放射性物質が人体のさまざまな部位に集まり、放射能を出し続け、染色体を傷つけることからも明らかにされています。知らずに汚染食品を食べ続けたチェルノブイリの子ども達の中には、のちに甲状腺ガンのみならず心臓病、全身の倦怠感など、さまざまな症状があらわれたと報告されています。

現在、国の暫定基準値を上回った食品は出荷制限されています。しかしながら、放射能はたとえわずかであっても健康への影響がないとは言い切れず、年齢が低いほど受ける影響は大きいといわれます。長野県松本市では、医師でありチェルノブイリでの診療経験を持つ市長が子どもの内部被曝防止に取り組む姿勢を打ち出し、地産地消を基本としたうえで暫定基準値以下の食材であっても放射性物質が不検出になるまで使用を控えるといった当面の対策を行うなど、地方自治体で出来る取り組みの例も見られるようになってきました。

子ども達を放射能汚染の中でも最も深刻な内部被曝から守るために、放射能汚染の少ない食材を選ぶなどの取り組みを小金井市として早急にすすめていただきたく、以下について陳情いたします。

1．給食食材の放射能測定を安全が確保できる頻度で定期的に行い、結果を市民に公表して下さい。
2．暫定基準値を下回る食材であっても、より放射能汚染の少ない食材を使用するよう努めてください。もしくは、子ども達の健康を確保できる小金井市独自の基準値を設けてください。

資料4

平成23年6月2日

小金井市議会議長　殿

国の食品に関する放射能暫定基準見直しの意見書提出を求める陳情書

いつも小金井市政発展のためにご奮闘いただき感謝申し上げます。

３月11日の東日本大震災と津波により、福島第一原子力発電所が被害を受けたことにより、環境中に放射性物質が放出される事態が引き起こされてしまいました。

大気中に放出された放射性物質が飲料水や農作物にも被害をもたらし、国は３月17日に暫定基準を設け、現在この基準に基づき農産物のチェックが行われています。

しかしながらこの暫定基準は事故前の輸入規制基準やWHO、ドイツ放射線防護協会の示す基準などよりも高く設定されており、事故の前であれば市場に流通することの出来なかった値のものも売られています。

人の体は基準値に合わせて強くなることはありません。緊急的な措置であることは理解出来ますが、これを早期に事故前の状態に近づけ、戻してゆく努力が必要だと思います。

つきましては国に対し、暫定基準を早期に見直すよう、市議会より意見書をご提出いただけますよう、ここに陳情申し上げます。

代表　高瀬直美　ほか５人

「やっぱり心配だって声に出さなくちゃ子どもを守れない」

アンケート調査を手始めに動き始めた保育園の親たちの本音座談会

【出席者】

清水利英子さん（仮名・40歳）夫、二女（5歳・1歳）

林　里久さん（仮名・32歳）夫、一女（9カ月）

那須直子さん（仮名・42歳）夫、一男（7歳）一女（5歳）

【司会】

杉村和美（本誌編集部）

子どもたちには、よく遊び、よく食べ、元気に育ってほしい。原発事故による放射能汚染は、親たちのこうしたささやかな願いを打ち砕く。それにもかかわらず、各自治体の反応は鈍い。本当の情報が行き渡らないなかで親たちは、危機意識を共有することが難しい。

結果として、放射能汚染は避けたい、でも「気にしすぎじゃない？」と周りの人や保育園の先生に言われるのもこわい——そうした悩みを多くの親たちが抱えることになった。

だが、打開策を見つけるべく奮闘する親たちのグループは、今、各地で無数に生まれている。今回は、東京都23区内の某公立保育園に子どもを預ける３人のお母さんたちにお話を伺った。

3・11以前は、原発問題にはほとんど関心がなかったという人も含め、親同士が情報を共有しながら、迷いながらもできることをやっていこうという思いが確認された座談会となった。

ショックを受けた福島原発1号機の爆発映像

——まず初めに、この問題に関心をもち始めたきっかけを教えていただけますか。

清水　きっかけは、やはり3月12日の（1号機の）爆発事故です。その日は夫が不在だったので、近所の友人宅に子どもとお邪魔していたんです。そこのテレビで事故のニュースと、放射能漏れのことを聞きました。

林　私は、子どもを保育園に預ける前でしたが、親に子どもをみてもらって短時間勤務を始めていたので、地震当日は会社にいたんです。

清水　会社にいると、状況がわからなかったでしょ？

林　ええ。原発事故が起こったというニュースも知らなかったし、そもそも原発がどれだけ危険なものかも、認識していなかった。帰宅して、近くに住む親から事情を聞いて、すごく心配になりました。

——情報も錯綜していましたよね。

清水　チェーンメールが回ってきたりしました。「千葉の石油工場の火災の影響で、雨に汚染物質が含まれるかもしれない。雨に注意」というような内容の。でも、私は福島原発のほうが危ないと思っていました。

林　私はこの地震が起きるまで、福島に原発があることすら知らなかったんです。だけど親が「今回の原発事故はチェルノブイリと同じぐらいの規模だ」と教えてくれて、これはマズイと思いました。

清水　何年か前にテレビで、「チェルノブイリのその後」という番組を見たことがあります。そのなかで、若い子たちががんになって、お母さんたちが「自分が代わってあげたい」と言っていた映像を覚えていたんです。12日の爆発が起きたときに、私もその映像を思い出しました。

事故直後は自宅に閉じこもっていた

――これまでになかったことだから、お母さん方の不安は大きかったろうし、対応が大変だったと思います。事故直後は、どのような防護策を取りましたか。

林　地震の翌日から子どもはできるだけ外に出さず、私はマスクをして出勤することにしました。母乳をあげていましたので。

清水　私は育休中だったので、原発事故から1週間くらい、外に買い物にも行かず閉じこもっていたんです。食料の買い置きもあったので。でも、1週間後にたまたま子どもの保育園（入園のため）の健康診断と面接があったんですよ。行きたくなくて、区役所に「放射能が飛んでいるだろうこんな時期に、実施するんですか」って苦情を入れたら、「受けないと保育園には入れません」と言われたんです。しょうがないから、ササッと行って帰ってきて、すぐにまたエアコンも使わず閉じこもりました。すごく寒かったんですけど。

――寒かったですね、あのときはまだ。風も強かったし。

清水　はい。風邪もひいていたので、実家の埼玉に、数日身を寄せていました。

食材は西日本産、洗濯物は部屋干しに

――原発事故から半年（取材時は8月）ほど経ちますが、放射能から子どもを守るために何かやっていることはありますか。

清水　洗濯物は、子どもの服はずっと部屋干しですが、今は、それ以外は外に干すようになりました。風が強くなければ窓も開けています。床の水ぶきも小まめにしたほうがいいのでしょうけど、小さい子どもが2人もいるとそこまではできなくて。

――仕事を持っているお母さんは、ほんとに時間がないですよね。

清水　食材は、当初は生協とかスーパーで、なるべく東北や関東産ではないものを選んでいたのですが、なかなかない……。

林　ないよね。

清水　今は、ネットショップの「オイシックス」（＊1）から放射能検査後の食材、ベビー用のものも買っています。ほかに九州の野菜も取り寄せ、水は宅配サーバーです。あとは、外遊びはさせないようにしています。

林　私も、これまで取っていた生協の野菜は北関東のものが多いので、今月からは親の実家がある徳島の自然食品店から野菜を送ってもらっています。それから水は、関西の夫の実家から送ってもらっていたのですが、今は自分で買っています。洗濯物は、子どものものは今も部屋干ししています。でも、窓はばんばん開けてしまってます。もう、無理……（笑）。

清水　そうよねえ。3月ごろ、閉めきっていたとき、カビが生えましたもん（笑）。

（＊1）「つくった人が、自分の子どもに食べさせられるものだけを食卓に」を理念とする食材宅配企業。

「安全」情報よりも「最悪」を想定した情報を信じることに

――放射能汚染や対策についての情報はどこから入手していますか。

清水　インターネットや雑誌で調べています。雑誌は『女性セブン』『週刊ゲンダイ』とか。雑誌はテレビより頑張っていると思う。ネットでよさそうな記事をみると、記事の下に「女性セブン」と書いてあったりする。

林　清水さんは情報をたくさんもっていますよね。情報交換できるので助かります。

清水　調べるのが好きなんですね（笑）。ネットとかがない時代は、テレビの情報番組をよく見ていました。

――テレビなどでは「安全キャンペーン」がされていますが、どういう基準で判断していますか。

清水　私は、自分なりにセレクトしています。「安全だ」という情報を鵜呑みにして何の対策もしないでいるよりも、最悪の事態を想定した情報を信じて行動するほうが、子どものためにいいんじゃないかと思うんです。あとで後悔したくありませんし。

林　そうそう。小さい子の放射線の感受性は大人よりはるかに高いと言われていますからね。

私の情報源は、清水さんのような友人、親やインターネットです。ネットは、見る時間があれば……という感じですけど。あとは通勤電車のなかで気になった週刊誌の中吊り広告をチェックして。

清水　それ、やりますよね。それで広告の見出しで気になったものを本屋で買ったりすることも。あとは、長女のクラスで同じように気にしている方が何人かいるので、その方たちと情報交換したり。

情報の格差が関心の格差に

——話し合える仲間が一人でもい

図表1　放射能基準値の比較

EUの食品放射線量の許容水準の上限

（単位:1kg当たりのベクレル）

	乳幼児	乳製品	食品	飲料水
ストロンチウム90	75	125	750	125
ヨウ素131	100	300	2,000	300
プルトニウム239	1	1	10	1
セシウム134+137	200	200	500	200

出典:EUの日本からの輸入品に関するQ&A　http://www.jetro.go.jp/world/shinsai/20110411_01.html

日本の原発事故時の緊急的指標

（単位:1kg当たりのベクレル）

	乳幼児	乳製品	食品	飲料水
ヨウ素	規定なし	300	2,000	300 （乳幼児は100）
セシウム	規定なし	200	500	200
プルトニウム	1	20	10	1

内閣府食品安全委員会

世界の飲料水の基準値

（単位:1ℓ当たりのベクレル）

WHO基準	1
ドイツガス水道協会	0.5
アメリカの法令基準	0.111

出典:「WHO飲料水水質ガイドライン（第3版）」（2008年）

3月17日までの日本の水道水の基準値

（単位:1ℓ当たりのベクレル）

ヨウ素131	10
セシウム137	10

出典:「WHO飲料水水質ガイドライン（第3版）」（2008年）

日本の原発事故以前の輸入食品の暫定限度値

（単位:1kg当たりのベクレル）

セシウム134+137	370

厚生労働省（1986年5月に決定）

ると心強いですよね。

清水　でも、関心がある人は少ないみたい。気にしていない人が多いです。

――情報格差がありますよね。テレビだけの人より、ネットでも情報を集めている人のほうが、本当の情報を手に入れやすいみたいです。テレビでは政府発表の情報しか流れなかったけれど、ネットでは、これまで原発に批判的だった人たちの出す情報が出ていたので、自分で比較して判断できる。後者の情報を知っている人とそうじゃない人で、原発事故や放射能汚染に対する認識がくっきり分かれているようです。

（ここから遅れてきた那須さんが参加）

「人に言えなかったけれど、実は私も心配だった」

――那須さんがいらしたので、保育園の保護者を対象に実施されたアンケート調査（78ページ参照）についてお伺いできますか。

那須　毎年4月に、保育園全体の父母会があります。私はたまたま選ばれたようなものなんですが、父母会の会長をやっています。「父母会で取り上げてほしいことがあれば、書いてください」というプリントを配っておいたら、林さんやそのほかの方が、放射能汚染について書かれていました。

林　意見を書き込める欄があったので、そこに「水道水が心配です」と書いたんです。東京でも、水道水から放射能が検出されましたからね。うちは0歳児クラスなので、ミルクと離乳食は大丈夫なのかと。

那須　ほかの役員になっている方たちにこの問題について話したら、「実は、私も心配だった」という人が多かった。「あんまり人には言えなかったけれど、実は気になっていた」「うちではこういう対策をしているけれど、どうなんだろう？」と。ちょっと話しかけただけで、そういう反応だったから、皆さん話したがっているんだなーと感じました。

林　その後のクラス会で、水道水や離乳食の食材について質問したら、同じように心配していた清水さんとつながりができました。

那須　私たちのクラスでも、そういうコメントを書き込んだ方がいました。それで、役員の集まりで「どういう対応をしようか」みたいな話し合いをしました。

清水　でも保育園って、お迎えのときぐらいしか親たちが顔を合わせる機会がないんですよね。

林　そうなんだよねー。

那須　話をしたくても、お迎えのときもバタバタしているからね。それで、保護者全体の意識調査をするには、アンケートを取るという形がいいんじゃないかと思ったんです。そうでもしないとわからないから。

園側の協力を得られないまま アンケート調査を実施

――アンケートの質問は、那須さんがお考えになったのですか。

那須　私と会長補佐の方2人の3人で考えました。補佐の方もこの問題に関心をもっていますから。

――アンケート調査は、保育園の協力を得て実施されたのですか。

那須　事前に、園長先生にこのアンケートをお見せしてお話ししたのですが、園側に対するクレームのような内容だと思われたらしくて、協力は得られなかったんです。

――それは、残念ですね。

那須　園側が協力を拒んだアンケート調査を父母会が行っていいのかという批判もありました。今でも、「やってよかったのかな」という迷いも少しはあります。

関心をもっている親は 全体の4割程度

――回収率はどれくらいでしたか。

那須　40％弱でしたね。そのことが全体の意識をあらわしているのかなと思いました。やはり、温度差があります。関心のある方のなかでも、関心のもち方は人それぞれですよね。

取りまとめるのが大変だと思いました（笑）。やってよかったとは思いますが、その結果をどうやって今後につなげていけばいいのか、とても難しい……。

――印象に残った意見はありましたか。

那須　「園に何をいっても取り合ってくれない」とか「園側に危険性に対する知識がない」とか絶望している人もいましたね。「子どもを通わせるのをやめさせたい」と思っている人もいます。

多いのは、給食の食材に対する意見かな。最低限の配慮はしてほしいと。野菜の放射線量が暫定基準値以下だからと言われて、安心している人は少ないです。

何でも口に入れてしまう子どもの習性に注意して！

林　私が気になるのは、とにかく水と給食です。０歳児用のミルクに水道水を使ってもいいのだろうか。野菜については、西日本のものを使用してほしい。

図表2　「放射能についてのアンケート調査」質問事項

＊それぞれの項目に選択肢がついていますが、ここでは省いてあります。（編集部注）

１、放射能の「危険性」に対する意識について

（1）放射能による子どもへの健康被害について、気にしていますか。

（2）③あまり気にしていない、④まったく気にしていないと答えた方にお聞きします。その理由があれば、教えてください。

（3）①とても気にしている、②まあまあ気にしている、または③と答えた方にお聞きします。普段の生活の中で、どのように子どもの放射能対策を取っていますか。

２、区の保育園の放射能対策について

（1）区の保育園における放射能対策について、どう思われますか？

（2）①満足している、②まあまあ満足していると答えた方にお聞きします。その理由があれば教えてください。

（3）上記の設問で②、③少し不満、④とても不満と答えた方にお聞きします。

　i　給食について不満があるとすればどのような点ですか？（食材、水、その他についてご自由にお書きください）

　ii　外遊びについて（以下の項目であてはまるものに○を付けてください。複数可）

３、その他、父母会に対する要望など、意見がございましたらご自由にお書きください。

清水　今後は、お米も心配だね。

林　そうですよね。外遊びのほうはね、除染すれば何とかなるのかもしれないけれど、給食は体に入ってくるものだから、内部被曝が心配。

清水　土壌も心配ですよ。4月ごろ、私、下の子のクラスの先生に、「この子、今日外で遊んでいて土をなめちゃいました」って言われたことがあったんですよ。

一同　えーっ！

清水　小さい子は何でも口に入れちゃうじゃないですか。「この時期に土をなめさせたの!?」と驚いて、これはいけないと思ったから、「チェルノブイリでは、子どもたちが被曝によって、甲状腺癌とかになっちゃったんですよ」って資料を見せて先生に説明して、今後しばらく外遊びはやめさせてほしいと頼みました。

先生たちにも放射能被曝についての関心をもってほしい

那須　全体的に、先生たちの放射能被曝についての認識が甘いような気もするんです。

林　そう。びっくりするぐらいですよね。

那須　「まさか本心で言ってないですよね?」って疑いたくなるようなときがあります。たとえば、こちらがちょっと意見をいうと、先生が「ここは原発事故現場から30キロ圏内じゃないんですよ」って言ったりするんですよ。こちらもそれ以上言えなくなっちゃって。

――チェルノブイリ原発事故のときだって、３００キロ先にホットスポットができたりしたのにね。でも、先生たちの態度がそんなふうだと心配ですよね。

那須　保育所は子どもを預かるところなんだから、そういう情報は積極的に求めていくべきだと思うんですけど。そうはいっても、先生たちに、こっちがお説教するみたいになるのもいやだし。

清水　子どもを預かってもらっている立場としてはね。

那須・林　そうそう（笑）。

清水　「あそこの子は、親がうるさいから」みたいに言われちゃうとこわいなと思ったりして。

福島産のモヤシが給食に！

清水　3月の時点で、ペットボトルの水を子どもに持たせてもいいかと聞いたら、だめだと言われました。

　そのあと、給食の野菜についても心配だから、直接給食室に産地を聞きに言ったことがあるんです。答えてもらったところでは、5月半ば時点では、けっこう西のほうの食材を使っていました。

林　私もクラスの父母会で、園に給食の食材の産地公開と水の購入をお願いしたことがあります。でも、園長先生は「まあまあ」とか言うだけで。「あとで個人的に話しましょう」と話を止められて。

　それで父母会のあとに、個人で呼ばれて、区役所からの通達を見せられたんですけど。内容は「すべて大丈夫です」っていうもの。保護者にこう聞かれたら、こう答えるみたいなQ&Aみたいな形のパンフレット……。でも、その日以降、産地については教えてくれるようになりました。

那須　園が「今後、福島産のものは使いません」と言ってくれたのですが、最近また、福島産のものが出たんです。福島産のモヤシ。

清水　そのことを園長先生に聞いたら「私もビックリしたのよ」と言っていました。その後、食材業者さんに「福島産のものはやめて」って、園長先生が言ったみたいです。

子どもを預けている立場では、意見・要望が言いづらい

清水　昨日は茨城の梨を食べたそうです。私は、山梨、長野あたりも危ないと思っているから、出てきたからまた言おうと思っているけれど、結局、いつも同じ人が質問することになるんだよね。

那須　そうなんですよね。そうすると、「あの人はちょっと」みた

いな目で見られる。でも、私が感じるのは、本当は心配なんだけど、自分でそれを口にできないという人がすごく多いんじゃないかってことなんです。自分の子どもを預けている立場があるから、その勇気がなかなかもてないというか。そういう人が多いことに驚きます。

清水　アンケート回答者40％のうちで、そういう声があるの？

那須　うーん、実際に心配してても、アンケートには答えない人もいたんじゃないかな。「それじゃダメでしょ」って言いたくなっちゃいますけど。

清水　やっぱり声に出していかないとダメだと思うよね。

区への電話作戦と陳情を試してみる

林　園の対応に不満があったから、私、区役所にも電話したんです。「水を園に持参させてください」「給食の食材は福島や関東圏のものではなく、西のほうから取り寄せてください」と言ったら「旬の野菜を取り入れたいので。コストの面で産地を選んでいます」という返事。「土壌についても検査してほしい」と言ったら、それも「最終的にはコストの問題で無理」という返事なんですよね。

清水　たしか松本市って、チェルノブイリの支援にかかわった方が市長になっているから、市として真剣な取り組みをしているんだよね。松本市ができるんだったら、この区でもできるはずですよね。

――東京でも、世田谷区長の保坂展人さんが、脱原発を公約にかかげて当選した人だから、頑張っています。保育園とか小学校は区の管轄ですよね。区の管轄下におかれている立場の園長は、自分の裁量で自由にやれない面もあるのでは？　でも、区に対して声をあげていけば、無視できなくなるわけだから。たとえば、陳情書を出してみるとか個別に電話をして訴えるとか、いろんな方法を試してみてはどうでしょう？

林　陳情って、どうすればいいんでしょう。出したあとは、どうなるの？

――区議会にかけられるんですよ。それで、採択されれば区の施策として実行される。だから、陳情をしたら、それが討議されるのを傍聴したほうがいい。小金井市の市民グループの話を聞くと、平日の昼間動ける幼稚園の親たちが傍聴しに行っているそうです。

一同　ああ、なるほど。

清水　幼稚園のお母さんの友達がいればいいんだけど。

那須　つながりがある人は少ないよね。どうしても保育園は保育園で、幼稚園は幼稚園でグループができますしね。

それに、放射能汚染のことを一番心配されているのは、赤ちゃんがいるお母さんたちですが、でも一番忙しいのも赤ちゃんがいるお母さんだから。

小学校の対応は「1カ月1度のプール検査」のみ

――小学校ではどうですか。

那須　小学校って、保育園よりもハードルが高いんです。教育委員会が放射能汚染対策をするというような話はぜんぜん聞かないです。「プールの放射線量を、1カ月に1回検査します」って、それだけ。「1カ月に1回じゃねー」って思うんですけど。給食の食材への配慮とかも一切ない。

林　そうなんですか。

那須　ＰＴＡもハードルが高くて、私たちが気軽に声をかけられる雰囲気がないんです。

――学童保育の父母会は？

那須　ありますけど、やっぱり皆さん忙しそうですね。「そんな放射能対策をやっているヒマなんかない」って感じです。

「気にしすぎるとストレスになる」

那須　あと、子どもが小学生にも

なると、あまり心配していないっていう人が多いみたいです。3月12日の爆発のあと、子どもと関西に避難したお母さんがいらしたんですけど、周りでは「そこまでしなくていいよね」ってうわさになっていましたから。危機意識は高くないですね。世田谷区の親たちとは、だいぶ意識が違うんじゃないでしょうか。

林　気にしないほうが楽、というのはありますけどね。

那須　気にしすぎると、そちらのストレスのほうが大きいのでいやだと言っている人もいるし。気持ちはわかりますけどね。

まずは情報交換から

清水　でも実際にね、チェルノブイリ原発事故のその後をみたら、子どもに被害が出ているわけだから。

那須　ホームページか何か立ち上げて、そこでほかの保護者たちに呼びかけてみましょうか。

清水・林　やり方がわかんないよ（笑）。

——メーリングリストが便利ですよ。ホームページよりはブログのほうが簡単だけど、ブログは管理者がマメに更新しないといけない。メーリングリストなら、登録した人だけしか見られないけれど、誰かが書き込めば……。

那須　ああ、全員にメールが来ますよね。

——情報だけ知りたいという人もいるでしょうしね。

林　保育園に子どもを預けている親は忙しいから、親同士の話がなかなかできないという悩みがあるけれど、ネットを使うというのはいいかもしれませんね。

那須　いいアドバイスをいただいたので、さっそくメーリングリストをつくってみようかと思います。あとは、区内のほかの保育園とか幼稚園ではどういう取り組みをしているかの情報交換もしていきたいですね。

「しかたないでしょ」は、もう通用しない

清水　日本に大きい地震がどれくらい起きているかを調べたら、この100年間でも、いっぱい起きています。津波も三陸のほうに100年に3回くらい来ているし。そういう国なんですよね、日本は。

　東京は浜岡原発にも近いし、こわいですよね。大地震があったら一発ですよ。どの原発でもその可能性はある。

——そういう意味では、今は事故が起きた結果としての放射能汚染問題がクローズアップされているけれど、同時に、その根本原因である原発を廃止する運動もしていかなきゃいけないですよね。大変だけど、一人ひとりが声をあげていけば……。

清水　脱原発は、実現するのかなあ。

——実現すると思いますよ。させなきゃいけないし。

清水　だって若い人でも、原発が存続することを「しかたないじゃん」って言っている人もいるし。

　こんな事態になっても、なんで「原発はいらない」って言えないのかな、日本人は。だから、かつての戦争も始まったんだろうなって、つくづく思うんです。「この戦争負けるんじゃないか」「やめたほうがいいんじゃない」って言った人が「非国民」だと叩《たた》かれてね。

　今回の対応をみてても、流されている人が多いと思う。

少数であっても、少しずつでも声をあげていくこと

——先日、福島で広河隆一さん（月刊誌『DAYS JAPAN』編集長）の講演を聞いてきたんですけど、そのなかで、チェルノブイリ原発事故のとき、ウクライナ共和国だったと思うのですが、日本でいうと県知事みたいな立場の女性が頑張って、妊婦さんと子どもを事故後、すぐに疎開させることができたという話がありました。政府は、今の日本と同じように、

「安全だ、大丈夫だ」と言って事故の実態を隠そうとしたんだけれど、彼女は、国のエラい役人との会議で、たった一人で、「いのちよりコストが大事なのか」「あなたは自分の子どもたちを、こんな状態の場所に住まわせられると本当に考えているのか」と、涙を流しながら抗議し、一歩も引かなかったそうです。

少数であっても、危機感をもった人がまず声をあげていくことが大切なんだなと思いました。

林　福島原発は収束に、今後10年くらいかかるんでしょうね。

那須　5〜6年経ったら、実際に病気になる子どもたちが出てくるのかしら。

清水　でも、国は、放射能汚染と病気の因果関係を認めないかもしれないですよね。広島や長崎の原爆症の人たちだって、認められていない人がたくさんいるというし。

私はもともと、広島・長崎の原爆の写真などは、つらくて見られないんですよ。だから原子爆弾は絶対いやだし、原発だってないほうがいいと思っていました。

事故が起きる何カ月か前にラジオを聞いていたら、自然エネルギーの研究がどんどん進んでいると言っていて、「それなら原発はなくてもすむな」と思っていました。その矢先にああいう事故が起こってしまった。ほんとに、何とも言えない気持ちです。一日も早く、原発は廃止してほしいです。

林　同じような思いを持っている人たちと少しずつつながっていって、自分にできることをやっていきたいと思います。陳情をしたりして、自治体を動かしているグループの人たちの話も聞いてみたいですね。

――今日はお忙しいところを、どうもありがとうございました。

＊　＊　＊

この座談会は、保育園のお迎えの帰りに、子どもたち同席で行われた。子どもたちは元気いっぱい、会場となった部屋の中を走り回っていた。あまりの音量にこちらの話が中断することもしばしば。「静かにしなさい」と静止されていったん静まっても、すぐドタバタは復活してしまう。話のなかに横から入ってきて、全力で「ママコール」をする。歌を歌いだす。絵本を読んでくれとせがむ……。そのパワー、明るさ。ママたちの不安なんか、どこ吹く風のようにみえた。

しかし、ちょっと想像力をはたらかせてみてほしい。広島でも長崎でも、チェルノブイリでも「その日」が来るまでは、子どもたちは、こんなふうだったのではないだろうか。ベラルーシで今も治療を受ける末期がんの子どもや、原爆記念館で犠牲者としてその写真が展示されている子どもは、私たちに何を訴えかけているのか。

核の恐怖は、決してセピア色の過去のものではない。放射能汚染は今後もさらに拡大するだろう。このまま大人たちが体面を気にして無関心を決めこめば、犠牲になるのは子どもたちだということを、しっかり胸に刻みたい。

（まとめ／新舘衣吹）

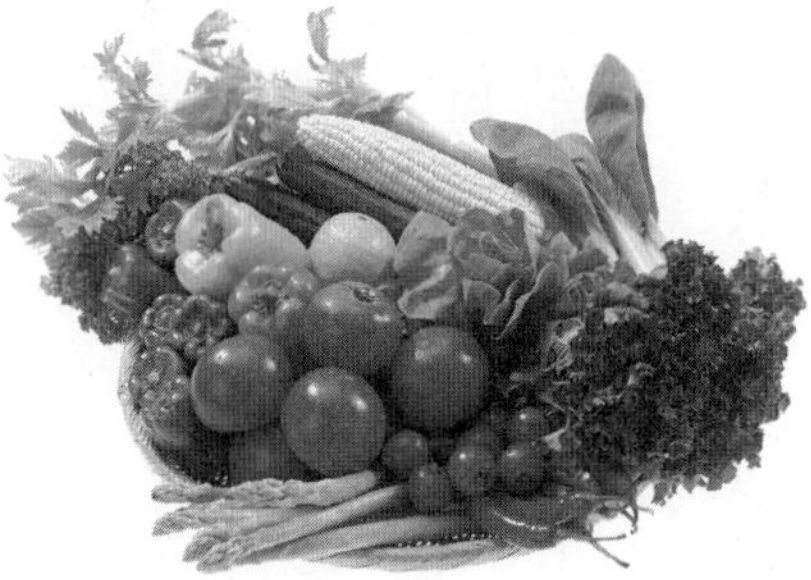

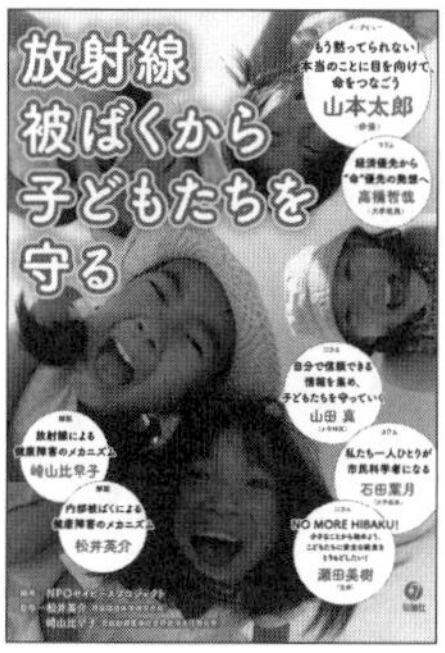

放射線の怖さを知ろう　共有しよう　そしてつながろう

放射線被ばくから子どもたちを守る

NPO法人セイピースプロジェクト編、松井英介・崎山比早子監修／旬報社
840円（本体800円）

本書は２部構成になっており、前半は放射線に対する質疑応答、後半は松井英介さん、崎山比早子さんら監修者や研究者らによる解説やコラムが収録されている。

前半部分の質問は「放射線ってどんなもの？」「なぜ『内部被ばく』が怖いの？」といった基本的なもので、それに対して図表を用いた丁寧な解答が色文字入りで掲載されている。被曝に対して一番神経を尖《とが》らせている、乳幼児をかかえた親は、あらゆる年代の子の親のなかでも「一番忙しい親」であるため、このやさしいながらも要点を押さえた解説はありがたいものだろう。

私が、放射能に対して基本的なことを見落としていた自分に気づいてハッとしたのは、「放射線による健康障害のメカニズム」と題された崎山さんの文章だ。

「原子力安全委員会は100ミリシーベルト浴びても死亡率が0.5%上がるだけだと言いました。1,000人に５人が死亡すると言うことは大変なことです。しかも、その上乗せする年代は若年層なのです。」

放射線知識に疎《うと》い私でも３月以降、「放射線による発がん率は0.5%増」ということは、さすがに頭に入っていた。しかし当時、医療・福祉関連の書籍編集に携わり、さまざまな病気の症例等をデータ上で見ていた私は「1,000人のうちがん患者が５人増える」と聞いても、具体的にイメージできなかった。いつも混んでいる大学病院が、もう少しだけ混み合うようになるのか？　それぐらいの曖昧なイメージしか浮かばなかった。「放射線は若年層に影響を与える」という知識も得ていたが、それを関連づけて考えたこともなかった。崎山さんのやさしい解説で、初めてイメージが浮かんだのである。

1,000人の若年者集団といえば、私が通っていた大学の１学年分くらいだ。今、福島に生まれた子が、100ミリシーベルト浴びた場合、18年後に大学生になったとして、同期生中５人は死亡する……。何という未来なのだろう。

お気楽だった私の学生時代（健康維持など頭にないくらい、健康は大前提のものだった。病死した友人もいない）と比べるのは不謹慎なのかもしれない。でも自分の身近な過去と照らし合わせたとき、福島の子どもに将来起こるであろうことの残酷性がこれまでにない強さで感じられた。こうした「気づき」を与えてもらったことを、この本に感謝したい。

本の後半、松井さんが解説で、今後は「社会的連帯」が求められると書いている。氏のいうように、その結果として「第一次産業を中心とする新しい時代が到来」し、「食料の自給率の向上にもつながって」いくことを願う。

「社会的連帯」は福島以外の人たちが、同じような立場の福島の人たちに心を寄せるところから始まるだろう。幼い子をもつ親たちは福島の親に、農業や漁業に携わる人たちは、福島のそれらに従事する人たちに、そしてすべての大人たちが、外遊びやプールが大好きだった昔の自分を思い出して福島の子どもたちに……。

（新舘衣吹）

たんぽぽ舎「お父さん・お母さん向け保育付き放射能講座」参加レポート

原発、内部被曝、食品の放射能汚染について知っておきたいこと

3・11以降、国内外の反/脱原発運動は、大きく盛り上がりをみせている。とくに、若い親たちの運動への参加があちらこちらで見られるが、彼らの受け皿となり、心強いサポーターとなっているのは、数十年来、地道に反核・反原発を訴えてきた運動体だ。

東京都千代田区にある「たんぽぽ舎」もその一つ。チェルノブイリ事故発生後の１９８９年に、東京都・区の職員（有志）と市民が協力して設立されたという同団体は、現在まで22年間、食品の放射能測定活動のほか、環境ツアーの実施、パンフレットの発行、原発廃止に向けた学習会開催など、多面的に活動してきた。

２０１１年3月11日以降は、福島原発の状況を随時報道するメールマガジンを発行、放射能汚染について正しい情報を求める人々のニーズに応えている。そして8～9月には「お父さん・お母さん向け保育付き放射能講座～食品汚染と放射能の基礎知識」と題した講座が3回シリーズで、それぞれ講師を招いて開催された。

8月22日、第2回の講座に参加した。講師、および演題は、元・原発技術者の小倉志郎さんの「私たちは原発と共存できない」と、たんぽぽ舎の鈴木千寿子さんによる「食品を検査して」。

以下は、小倉さん、鈴木さんの講演の要約である。

私たちは原発と共存できない

小倉 志郎さん（元・原発技術者）

私は、今年満70歳。人生の半分35年間は、原発一筋に仕事をしてきた人間です。

原発が、エネルギー資源の少ない日本にとって必要なものだ、われわれに役立つものだと、夢をもって原発メーカーに就職しました。それが間違いであったことが途中でわかり、今では、全部の原発を止めるべきだという信念をもつようになりました。その心がわりの経過をお話ししたいと思います。

●誕生〜原子力産業就職まで

私は1941（昭和16）年生まれです。その年の12月に真珠湾攻撃があって、アメリカ、イギリスと戦争が始まりました（もちろん、それまで中国大陸で戦争は続いていたわけですが）。戦争が終わったとき私は4歳。新憲法ができたころに小学校に上がりました。

当時は食べ物やオモチャも十分になく、教室は青空教室です。国語が苦手で、成績は5段階の一番下。そのせいか、自然と機械いじりが好きな子になりました。大学は機械工学に進みます。そして、卒業後は原子力産業に就職したのです。

その当時（60年代半ばごろ）、原発をつくることのできる会社は日本にはありませんでした。だから、原発の原理、構造、つくり方までアメリカから学ぶという時代だったのです。先輩も新入社員の私も、技術的には同じレベル。そういうスタートでした。

●技術部時代

入社したころに、福島の、今まさに事故を起こしている第一原発の1号機の工事がスタートしました。

当時、東芝も日立も自力では原発がつくれませんでした。アメリカのGE（ゼネラルエレクトリック社）から、日本国内でつくれる機械を下請けとして受注して、国内のメーカーに発注するのです。そして、国内メーカーから出てきた設計図面などをチェックして、これならば大丈夫だと承認したらつくらせる。製品ができると、その性能の試験をして現場に出荷するという、通称「技術とりまとめ」というわけのわからない名前ですけれど、入社から13年間は技術部に属しながら、そういう仕事をしていました。

●柏崎刈羽時代

その後、新潟県柏崎刈羽の原発1号機を建設するというとき、それまでの技術部から異動して、新潟の現場に駐在になりました。現場でいろいろ起きる問題の調整役です。

原発というのは、いろんな工場や会社から機器や部品が納品されて、それを現地で組み立てるわけです。でも、何しろ別々のところでつくられた部品ですから、ピッタリと合わないということがよくある。そのままでは据え付けられません。それを解決する作業を現場駐在技術者としてやりました。その当時は、建物はまったくなくて、1号機のところが40メートルくらい掘り下げられて岩盤が出ている状態。2〜4号機のところはまだ掘削もされておらず、砂丘がずっと北のほうへ続いている状態でした。

今では、あそこに7基の原子炉があります。一つの敷地のなかにある原発としては、世界最大で、出力も世界最大です。

——この後、原子力発電所ではどのような手順で電気をつくるかについて、詳細な説明がされた。小倉さんが原発の危険な点の一つとして力を入れて指摘されたのは、使用済核燃料についてである。

●使用済核燃料はたまり続ける

使用済核燃料は通常、まず冷却保管されます。そして数年経って十分冷えたら、昔の計画では、青森県にある六ヶ所村の再処理工場に送られ、プルトニウムを抽出することになっていました。しかし、ご存じのとおり、六ヶ所村は試運転の段階で重大なトラブルが起きて、正式にまだ稼動していません。完成していないのです。

　結果として、すべての電力会社のすべての原発に、使用済核燃料がたまり続けています。そして、当初予定していた燃料プールの容量以上の使用済核燃料が原子炉から出てきてしまったので、予定になかった中間貯蔵設備を、東電でも敷地のなかにつくることになりました。それも満杯になってきたので、現在は、青森県に独立した中間貯蔵設備の着工をしています。福島原発にも中間貯蔵設備はあるのです。原子炉のなかで一番放射能の高い、危険度の高い使用済核燃料がたまり続けているのです。

　しかし、東京電力その他の原発PR機関に行くと、カラフルなパンフレットがあって、そこには、「原子炉のなかは5重の壁で守られています」と書かれている。一方で、燃料プールについては、何も書かれていません。これは、とてもこわいことです。

――さらに、話は火力発電と原子力発電の違いへと進む。基本的に「水を温めて蒸気をつくり、蒸気タービンを回して発電する」という構造は同じだそうだ。

　しかし、重油や天然ガスを燃やす火力発電は、その燃料を供給しなければ発熱が止まるのに対して、原発はそうはいかない。炉心に制御棒を挿入して、核分裂連鎖反応を止めたあとにも、それまでにウラニウムが分裂してできていた核分裂生成物という「カケラ」(放射性物質)が発熱を続けるため、冷却してやらないと核燃料が融けてしまう危険性が高いのだという。

●放射能がとぶ作業現場で働く

　原発の構造を隅々まで全部理解できている人間は、たぶんいません。それぐらい複雑なものなのです。そのことが、私が原発に疑いをもつようになった原因の一つです。もう一つは、実際に放射能汚染された場所で働いてみて、その危険性を実感したということです。

　就職して15〜16年経ったころ、「原発の定期検査をやってくれ」と言われて、放射性物質がとんでいる室内での仕事に従事することになりました。室内で放射能を吸い込んだり、肌に直接放射性物質がつくと、それが毛穴から体内に入ってしまって、どんなに洗っても出ない。それを防ぐために厳重な装備をするのです。

　手は体のなかで一番放射能に触れる可能性が高いので、4重の手袋をします。一番下に薄い綿、その上にゴムの手袋、次にもう1枚ゴムの手袋、最後にケガをしないように普通の軍手をする。それから顔は全面マスクをして、高性能フィルターを通して呼吸をする。そんな装備をしていると、繊細な作業を自分が納得するまでメンテナンスするということはできません。しかも、何人かで入って共同作業をするのに、マスク越しなので作業員同士がコミュニケーションしにくいですよね。図面なども持ち込めません。下手すると放射性廃棄物になってしまうからです。汚染して

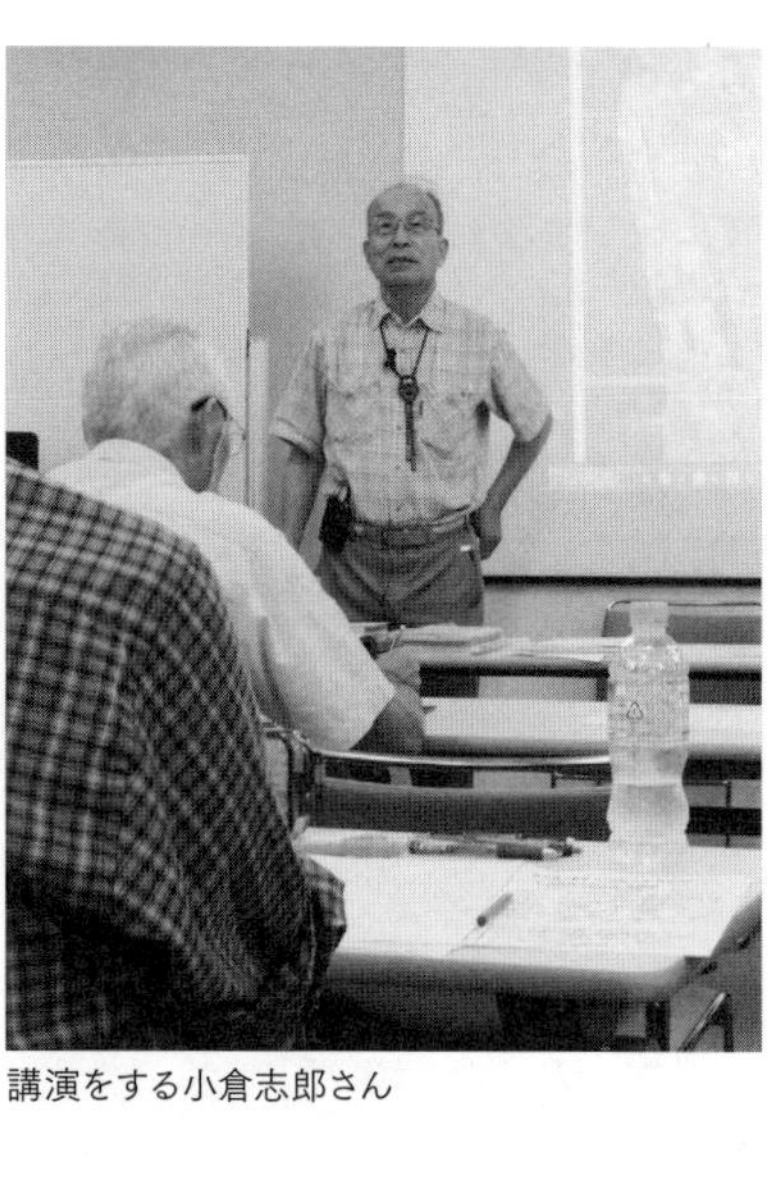
講演をする小倉志郎さん

しまったら、もう外には出せません。

　まだあります。作業服などを脱ぐときもこわいのです。脱ぎ方を誤ると、衣服から舞い上がった放射性物質を吸い込んだりする危険もある。もうこれは、人間がやることではないなという思いでした。


――その後、２００２年に定年退職。編集者をしていた高校時代の同級生に、原発に関しての原稿執筆依頼を受ける。原発を一基建設するのに約５０００億円といわれる巨大な原子力産業を批判することに躊躇するが、07年、仮名で「原発を並べて自衛戦争はできない――原発と憲法の関係」を雑誌『リプレーザ』に掲載。それが原発反対運動を続けていた市民運動家の目にとまり、講演活動など行うようになる。その流れで09年に、２つの論文「死にいたる虚構」と「放射線の衝撃」を人に紹介され、結果としてこれが決定打となり、「私たちは原発と共存できない」という思いを小倉さんは抱くに至った。

●「死にいたる虚構」と「放射線の衝撃」

　簡単にいいますと、「死にいたる虚構――国家による低線量放射線の隠蔽」（ジェイ M.グールド、ベンジャミン A.ゴルドマン共著、肥田舜太郎、斎藤紀共訳）は、アメリカの核施設（原発、核実験場、兵器製造施設、研究施設）の周辺、半径１００マイル（約１６０キロメートル）の範囲内・外のがん発病率を比較したものです。核施設周辺とその他の地域を比べたとき、発病率の違いは歴然としています。非常に緻密に統計処理をしています。微量の放射性物質が環境に出た場合、非常に健康に影響するということを統計的に証明しています。

　「放射線の衝撃――低線量放射線の人間への影響（被爆者医療の手引き）」（ドネル W.ボードマン著、肥田舜太郎訳）は、放射線を浴びた人間の体のなかで、どういう生理学的現象が起きるかについて書かれています。

●内部被曝のこわさを知る

　外部被曝の場合、細胞の外から放射線が来て人体を通り抜ける。ところが、内部被曝は体の中からですから、集中的、局部的に細胞がやられる。これは非常に大きな違いです。今、新聞などに出ている地上１メートルで測った放射線量、あれはガンマ線の外部被曝に相当する線量なのです。あの数値を見て安心したらだめです。本当に怖いのは内部被曝。とくに、アルファ線とベータ線です。

　私が現場で働いていたときは、アルファ線というのは、布1枚で、ベータ線は木の板１枚で止まると教わった。それに対してガンマ線は、鉄板も貫いて、鉛の板でないと止まらない。だから「一番こわいのはガンマ線」と習ったのです。

　ところがそれは、外部被曝の場合なのです。放射線物質を内部に取り込んだ場合、こわいのはアルファ線、ベータ線、ガンマ線の順序になるのです。ですから、アルファ線を出すプルトニウムなどを一度肺に吸い込んでしまうと、外に出ていきません。突き抜けず、肺の細胞にぶつかって止まってしまう。すると、細胞が、遺伝子が壊されます。ですから、新聞に書いてある放射線量の数値を見て、「たいしたことないな」と安心しないほうがいいのです。うっすらとでも、漂っている放射性物質を体の中に取り込んでしまったら、まったく違う現象が起きます。内部被曝というのは、それくらい恐ろしいものなのです。

アルファ線やベータ線の測定は非常に難しくて、容易には測れません。新聞なんかに出ているのは、ほとんどがガンマ線。そこにつっこんでいるメディアはないですが、本当は、細かくアルファ線やベータ線を出す放射性物質がどれくらい環境に広がっているかを測定させるべきです。

皆さんに、今日ぜひ覚えて帰っていただきたいのは、内部被曝という言葉、それと、原発の複雑すぎる構造について、全貌を理解している人間は一人もいないという事実です。

食品を検査して

鈴木　千寿子さん（たんぽぽ舎）

私どもが１９８９年から続けている食品測定方法は、７～10センチ弱の鉛のシールドのなかに検体を入れて、自然界の放射能を遮断して測定する形式です。測定時間は20時間ほどです。原発事故が起きた3月11日以降に、全国からの測定依頼が大幅に増えました。今日は、そのことを少しお話ししたいと思います。

●茶葉から１０００ベクレル以上のセシウムを検出

原発事故があって以来、初めての雨が21日に降り、福島、千葉、神奈川などの葉もの野菜に、まずは高濃度の汚染がみられました。雨水からは２０００ベクレルのヨウ素が、葉ものからも、千何百ベクレルが検出されました。５０００ベクレル以上出たものもたくさんあります。ヨウ素の半減期は8日で、だいたい8日経つと１００あったものが50になって、また8日するとその半分に……と、どんどん減っていきます。80日ほどでヨウ素は消えます。

セシウムは１３４と１３７がありまして、セシウム１３４というのは福島原発事故で出た放射能物質です。それは半減期が2年です。6年くらいで見えなくなるけれど、なくなるのではなくて、１３７に移行します。消えるわけではないのです。ここがヨウ素と違う点です。セシウムは、4月後半くらいにだいたい横ばい状態になって、出つくしたと感じていたら、お茶の葉っぱから相当量のセシウムが検出されました。

そのころ、たんぽぽ舎にもお茶農家の方から、測定依頼が来ました。家で丹精こめてつくっていらっしゃるのですが、その葉っぱを測ってみると、５００ベクレルどころではなくて、千何百ほどのセシウムが出ました。その方は、家族同然の仲間と50年来、一生懸命お茶をつくってきた。仲間に「検査値を伝えられない」とおっしゃっていました。

その後、お店で売っているお茶を私が買ってきて測ってみたところ、数値は４９０ベクレル。お店で売っているほとんどのお茶がそういう状態でした。チェルノブイリ事故のときも、現地から８０００キロ離れた三重県のお茶が汚染されたのです。今ではおいしいお茶をつくる有名ブランドになりましたが、そこにも、今回の福島原発の放射能が飛んで、一番茶から検出されました。

●海は過去の核実験でも汚染されている

そうこうしているうちに、魚の検体が続々増えてきました。カレイなどからは放射能が出るだろうと思っていましたが、アジ、イワシ、キハダマグロなど、いろんな種類の魚から少量ですが出ています。

今春、海で釣り上げた魚からセシウム１３４が出たのは、福島原発事故の影響です。１３４は、自然界にはないセシウムですから。ミズイカなどは、北海道から沖縄まで海流に乗っていくらしいのですが、セシウム１３７と１３４の比率がだいぶ違う。過去の核実験のものも取り込んでいるのでしょうね。

●主食のお米からも

一番こわいのはお米です。ここ10日（8月中旬）くらいは、お米が大量に運びこまれています。測ったところでは、20〜30ベクレルくらいの数値でした。お米は日本人の主食で毎日食べますから、検出値が微量でも心配です。そうはいってもまったく食べないというのは難しいので、これからの課題です。

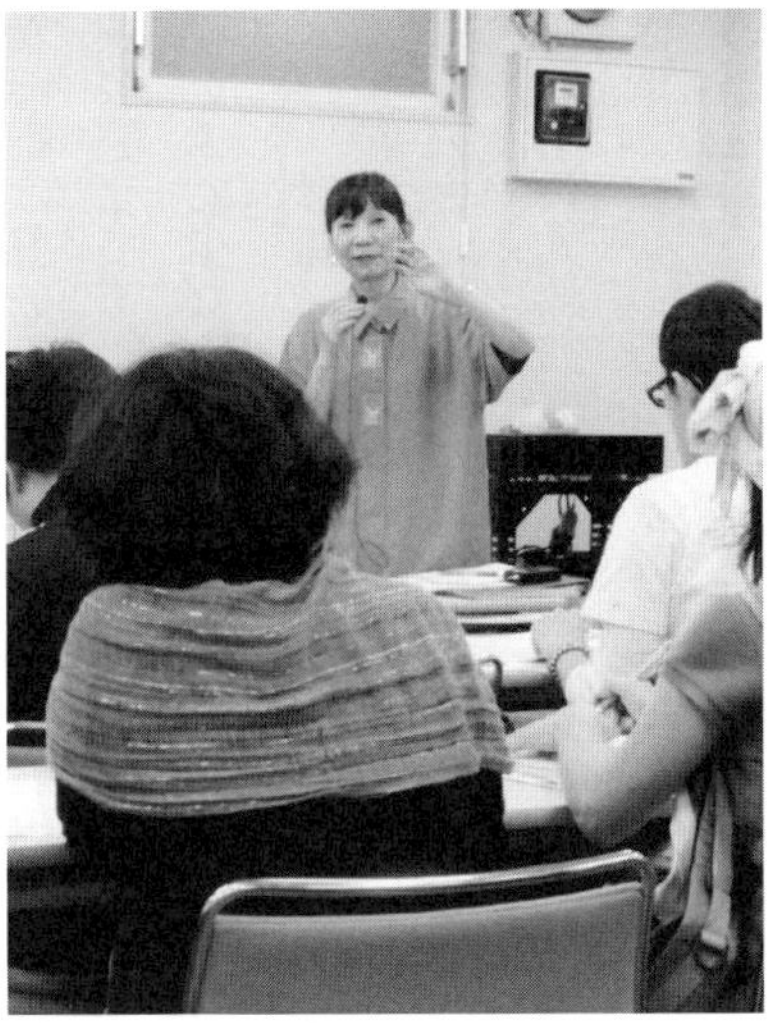
講演をする鈴木千寿子さん

ただ、お米に関しては生産者が１５０ベクレル以上のものは自重して出荷させないのでは、と思います。そう思いたいです。

●九州や沖縄にも及ぶ被害

インターネットや新聞で報道されたので、ご存じの方もいらっしゃると思いますが、九州某所でのビルの落成式で、誰かがガイガーカウンターを入れたらピッピッ鳴った。原因は、千葉のほうから運んだコンクリートでした。ビル全体がセシウムで汚染されていたそうです。

また、私の親類が沖縄県の石垣島に住んでいるのですが、今まで市場で売られている野菜は、せいぜい兵庫あたりが北限だったそうですが、最近は、千葉産や茨城産のものが「おいしいよ、安いよ」といって売られていると。関東ではあまり売れないためか、石垣だけではなく、沖縄、関西にもそういう現状があるようです。

●生産者と消費者がつながれば

食品の放射線量の暫定基準値を５００ベクレルと甘く設定している国に対して抗議し、もっと低い数値を設定させるよう働きかけることは大事なことです。しかし、現状でもやれることはあります。

東京・世田谷区に、福島の野菜を持ち込んで売っているお店があります。農家が野菜などを持ち込む直販型のお店で、そこでは、お客さんが見ている前で放射線量を測定します。お客さんがほかのデパートで買ってきたものなども測ってくれるサービスもあります。時間をかけない短縮型の測定方法で測りますが、10ベクレル以上は検出できるので、その数値を公開して、納得したお客さんが買うという方式です。こうした形のお店が増えればいいなと思います。

消費者が何より不安に思っているのは、情報が公開されないことです。暫定基準値５００ベクレルという数値が甘すぎるということは、いまや多くの人が気づいているでしょう。基準値内でも、たとえば４９０ベクレルくらいのものは、なるべく買いたくないでしょうし。しかし、スーパーに並ぶ野菜には、そんな情報は書いてありません。放射線量の数値を公開して市場に出すようにすれば、不安はずいぶん少なくなるのではないでしょうか。

高い数値のものは値引きして売るというような方法もあります。そうすれば、小さい子どものいる親は買わないようにするし、50代以上の人は放射線の影響でがんになる確率が低いので、ある程度高い数値のものでも買う、というような判断ができるでしょう。とにかく、買い手が情報を見て判断できるような環境が整えばいいと思います。

＊　＊　＊

講演終了後、参加者たちの話を聞く

2歳の子どもを連れて参加したという川田洋子さん（仮名・女性）から、少し話を聞いた。原発事故以降、野菜は九州や北海道産のものを購入していて、旬の野菜は食べられないのが悩みだそうだ。

講演の感想を聞いたところ、「ちょっと難しかった（笑）。より具体的なことを聞きたいと思うので、次回も都合がつけば参加したいです。効果的な調理のしかたなどを知りたい。食材を茹でこぼすといいらしいと聞いたけど、本当なのかな？」。

そこへ通りかかった北野剛史さん（仮名・男性）が、「煮出すと一定の効果はある」と助言してくれた。煮出した場合に、その蒸気に含まれた放射性物質を、調理している人が吸いこんでしまう危険性はないのだろうか。「その可能性はある」という北野さん。元・生協の職員だそうだ。

引き続き川田さんが、「肉類は生協から購入しているんです。北海道産のもので、測定済みなので安心と聞いていたが、鈴木さんのお話では『生協は測定時間が短い』ということでした（質疑応答で出た質問への回答）。どうなんでしょうね？」と聞くと「食品がデリバリーセンターに届いた段階で、測定するんですよ。ほとんど時間がないんです。だから、鈴木さんが言ったように短縮型で測るしかないんだと思います（＊1）」という北野さんの返事。やはり、自治体ごとに検査するように市民一人ひとりがプレッシャーをかけていくことが大切だという。

二人が居住する区は、偶然同じだった。「親たちの放射能汚染に関する関心が薄い」と口をそろえる。「子どもを外遊びさせたくないので、地域の子育て支援センターに連れていくのですが、そこでも、お母さん同士で放射能対策のことなどは話せない空気がある」と嘆く川田さんに、北野さんが、区議と一緒に立ち上げたという反原発の市民グループの活動を紹介していた。

たんぽぽ舎の放射能測定器

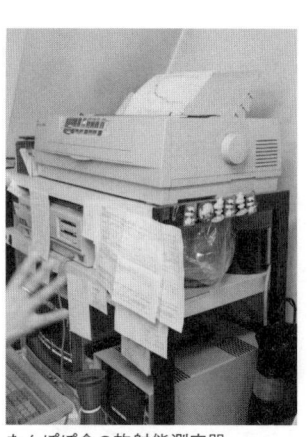

（＊1）すべての生協が、短縮型の測定器で測っているかどうかは不明です。（編集部注）

放射能測定器の見学をしながら、質疑応答

講義参加者は終了後、放射能測定器のある事務所を見学させてもらうことができた。初めて測定器を目にする参加者がいる一方、すでに食材の測定を依頼した経験のある人もおり、測定器を囲みながら、さまざまな質問が飛び交った。

「測定してもらうのに、最低何グラム必要なんですか」

「検体の種類によって、測定に必要な重さはちがいます」（同団体のホームページによれば、最低1キログラム必要）

「測定料金が1回7000円というのは、その重さなどにかかわらず、1種類7000円ということですか」

「そうなりますね」

「ここで『検出されず』となった場合はゼロということですか」

「3ベクレルから測れる装置なので、3ベクレル以下ということであって、ゼロというわけじゃないです」

「魚がたくさん届いたときも、ここで測ったんですか」

「そうですよ。細かく刻んで」

講演中、鈴木さんが「近所から（臭《にお》いのことで）苦情が来ないうちに、頑張って10日で1000体くらい測定した」という発言を思い起こし、見学者たちから笑いが起きていた。

（取材・文・写真／新舘衣吹）

たんぽぽ舎の活動

○食品の放射能測定

有料　1検体7,000円（会員6,000円）

○講師の紹介・派遣

原発、環境、劣化ウラン、地震・津波などの研究・学習会に活用してください。

○環境ツアー、原発ツアー

原発現地、六ヶ所村、風力発電、小型水力発電、揚水発電、天然ガス発電、断層など。

秋～冬に、浜岡原発ツアー、12月にもんじゅツアーを企画しています。

○メールマガジンの発行

福島原発事故、地震、エネルギー――最新の情報を毎日送ります。

ご希望の方は、nonukes@tanpoposya.net に氏名と「メルマガ配信希望」とタイトルを書いて送ってください。

○会議室の貸し出し

①20人室（3h）4,000円、②10人室（3h）1人300円（最低1,000円）、

③最大80名可能のスペースもあります。　※ご相談に応じます。

○各種パンフレットの発行

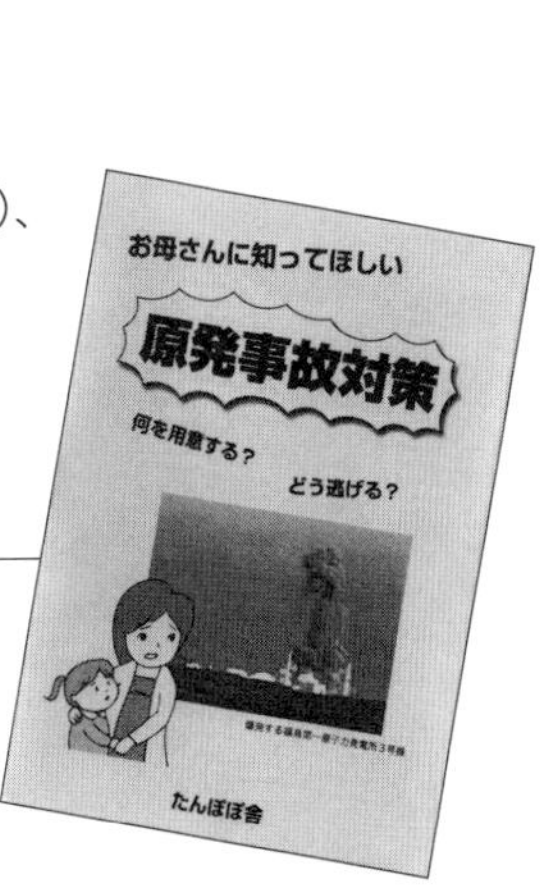

〒101-0061　東京都千代田区三崎町2-6-2　ダイナミックビル5F

TEL：03-3238-9035　FAX：03-3238-0797

E-mail：nonukes@tanpoposya.net

URL：http://www.tanpoposya.net/

BOOK GUIDE
ブックガイド

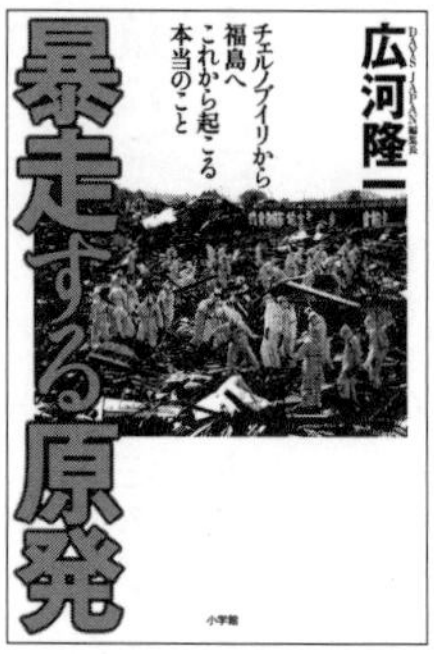

「本当のこと」を知ることから始めよう

暴走する原発
チェルノブイリから福島へ　これから起こる本当のこと

広河隆一著／小学館
1,365円（本体1,300円）

1986年４月に発生した旧ソ連のウクライナ共和国のチェルノブイリ原発爆発事故。「レベル７」の国際評価尺度が与えられたこの事故については、現在でも被害の全貌が明らかになっていない。公の発表によれば、原発内で被曝した作業員134名のうち、３週間以内に急性放射性障害で亡くなった者は28名、その後2011年４月までに亡くなった者が19名。さらに事故処理作業に従事した者24万人の被曝線量は平均100ミリシーベルトだが、健康に影響はなかったそうだ（首相官邸HP　長瀧重信氏〔長崎大学名誉教授〕、佐々木康人氏〔日本アイソトープ協会常務理事〕）。

しかし、著者はそれを「大きな嘘」だという。なぜなら、当時７人チームで事故処理作業に従事していた彼の知人の話によれば、50代までにそのうちの５人が死亡、残る彼以外の１人は行方不明なのだから……。さらに、巻末に収録されている避難民追跡調査によると多くの子どもが内部被曝で苦しんでいる。

現在、積極的に福島原発事故を報道し続ける著者は、86年のチェルノブイリ事故現場（周辺国）へ、およそ50回にもわたって渡航取材を続けてきた。その記録がまとめられた著書『チェルノブイリの真実』（96年講談社刊）に福島第一原発事故についての報告を加筆し、発行したのが本書である。

３月12日、地震の翌日に福島原発事故直後に現地入りした著者の報告はすさまじい。

13日朝に行われた３号機への「ベント」と呼ばれる蒸気放出作業後、午後から双葉町に入ったところ、持参した放射線検知器は、双葉町の中心部に近づくにつれ恐ろしい勢いで針は振れ、双葉高校近くで40マイクロシーベルトを示した。さらに原発から約３キロの双葉町役場（10時20分）、双葉厚生病院（10時30分）では1000マイクロシーベルトまで測れる簡易型の器械の針が振り切れてしまったそうだ。そうしたことを告げるべく、テレビ番組に出演しようとしたところ、電力会社の宣伝を担う電気事業連合会が著者と広瀬隆さん（本書に特別寄稿をしている）の起用に抗議したという。

３月以来、マスコミは東日本大震災を「最悪の事態」と表現しているが、著者のような真摯な報道人の口をふさぐことこそ「最悪」を助長するのではないか。

12日福島入りした際に、20キロ圏の入り口に検問所が設けられるなど通行規制されていないことに驚いた著者は（検知器の示した放射線値は５～６マイクロシーベルト／時）、双葉町に至る道路を通る車に、片端からＵターンするよう警告したという。広河氏が計測した放射線値を聞いて自主避難を決定した町もあるようだ。

国や東電の責任を追及することは大切だ。同時に、一人ひとりが小さくてもできることをやらなければならない。「おわりに」で著者はいう。「多くの人々の健康と命より、原子力産業が優先される日本の構造が変えられるかどうか、私たちは今、試されている。」

（木下友子）

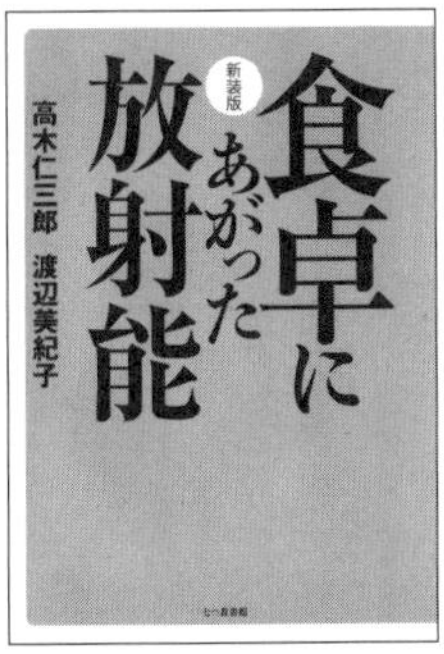

低線量は「安全」なのではなく影響がわかっていないだけ

新装版　食卓にあがった放射能

高木仁三郎・渡辺美紀子共著／七つ森書館
1,470円（本体1,400円）

福島第一原発の事故後、食品の放射能汚染が問題となっている。最近では、出荷された牛肉から基準値を超えるセシウムが検出されて大きなニュースになった。小さな子をもつ親としては不安が大きく、食べるものに非常に気を遣う。

本書は、食品の放射能汚染についての入門書として1990年に出版された『食卓にあがった死の灰』（講談社）の新装版である。25年前のチェルノブイリ原発事故は、遠く8000キロ離れた日本にも放射能雨を降らせた。その翌年から、ヨーロッパ各地からの輸入食品で放射能汚染が次々と見つかった。今の日本と状況はだいぶ違うが、たいへん参考になる本だ。

食品の放射能汚染を考えるとき、低線量による内部被曝が問題になる。しかし、そもそも放射線の危険度の評価は研究者や機関によって異なり、断定的に言うのは難しいらしい。ただ、従来考えられてきたよりはずっと危険性は高く、著者は、ICRP（国際放射線防護委員会）が示す一般人の年間の許容線量である１ミリシーベルトという値は、少なくとも10分の１に切り下げられるのが妥当だと言う。そして、「放射線の被曝に対する基本的な考え方としては、『このくらいは浴びてもよい』という態度は好ましくなく、『避けられる被曝は可能な限り避ける』というのが正しい」とも。つまり、低い線量は「安全」なのではなく、現時点でその影響がわかっていないということなのだ。

チェルノブイリ事故のとき、放射能はヨーロッパ全体を覆い、さらに広く汚染地域をつくった。その数値や範囲の広さにはショックを受ける。このときの教訓として著者は、「データの迅速で完全な公開」「迅速な措置」をあげている。また、多くの国で「住民の安全への配慮が、経済や社会に対する打撃への思惑から、大幅にうすめられてしまった。とくに、汚染食品の規制でこのことがいえる」と指摘する。この指摘はほぼそのまま、福島原発事故以降の国や東電の対応にもあてはまるだろう。

食品汚染を考えるとき重要なのは、食品に含まれる放射線物質のキログラム当たりの数値より、食べる量のほうが問題になることである。つまり、一つの食品での年間の総摂取量を考えれば、主食となる米などでより慎重になるほうがいいのだろう。また、加工食品からもセシウム等が検出されている点にも注意したい。たとえば、脱脂粉乳はさまざまな加工食品に幅広く使われているが、原料となる牛乳に汚染があれば、汚染はこれらの食品に移行する。現状ではパッケージに放射線量についての情報が表示されていないので、たとえ微量だとしても知らずに摂取し続ける不安がある。

現在、私たちの食卓にのぼる野菜、牛乳、肉、魚、それに加工食品などあらゆる食品で安全が保証されているものはない。今後、「濃淡はあれ、この世界がなべて汚染に見舞われてしまったという事実」を冷静に受け止め、汚染された農家への支援や、原発そのものについても、真剣に考えていきたい。

（藤井季依）

BOOK GUIDE
ブックガイド

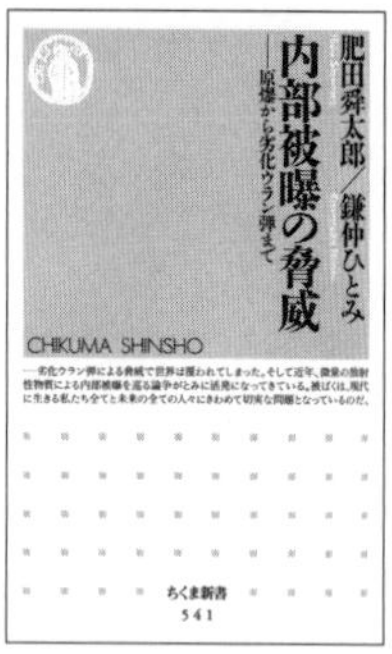

被ばくは人間の尊厳をも蝕む

内部被曝の脅威
――原爆から劣化ウラン弾まで

肥田舜太郎、鎌仲ひとみ共著／ちくま新書
756円（本体720円）

「直ちに健康に影響はない」

「＊＊ミリシーベルト以下だから心配ない」

福島原発が爆発してから、私たちはそうした言葉を、飽きるほど聞かされてきた。

何かがおかしい――。誰もがそう感じながら、さがしあぐねている核被害の真実に、被ばく者でもある医師・肥田舜太郎と、ドキュメンタリー映画監督・鎌仲ひとみが迫ったのが本書だ。

私（北）は広島で生まれ平和教育を受けたが、原爆被害はピカドン（閃光《せんこう》と爆風）の被害だと思っていた。ところがピカにもドンにもあわずに、原爆投下後何日もしてからヒロシマに入ったのに原爆病にかかった人が大勢いる。

肥田は、そうした患者を診てきた。一方、鎌仲は劣化ウラン弾の被害者に、イラクで、ボスニアで、話を聴いてきた。

診療と取材。２人の歩みは、「内部被ばく」に焦点を結ぶ。

放射線をからだの外から浴びるのが「外部被ばく」で、放射線を出す放射性物質を体内に取り込んでしまい、からだの内側から放射線を浴びるのが「内部被ばく」である。

政府や多くの学者たちは、内部被ばくは低線量（微量）であり、健康への影響は確認されていないと主張する。先に引いた、福島事故後の当局者らの説明の根拠にもなっている、この「神話」の解体に、本書は挑んでいく。

著者たちの追求は、核とともに「神話」をもつくってきた国、米国に向かう。彼《か》の地にも、目を覆うような被害があった。そして、被害を告発した者はクビを切られ、村八分にされていた。

為政者たちは、真実を知らなかったのではない。自国民の口を封じることで、放射能とともにウソを、世界に振りまいてきたのだ。

為政者だけの問題でもない。ハンフォードの汚染された大地でジャガイモをつくりハンバーガーチェーンに売っているテリーは、生活と誇りを守るために被害を否定する。「こうやって内部被曝は社会的な意味での人間の最も深いところにある尊厳を蝕《むしば》む」との、鎌仲の指摘は重い。

この構造は、樋口健二が『原発被曝列島』（三一書房刊）で描く、日本での「平和利用」にも通じる。

本書が出されたのは2005年だが、巻末に収録された対談で、肥田は、原発に関して、「いちどきにストップすることはあり得ないでしょうから、結果として犠牲者を出しながら徐々に変わっていく形になる」と語っているが、この予言は６年後、不幸にも的中してしまった。

ヒロシマ、ナガサキの後に“フクシマ”を許したことは痛恨だが、こうした核被害を今後繰り返させないためには、圧力や情報操作を打ち破って、人間の尊厳を蝕む内部被ばくに目を向け、真実を深く知らなければならない。本書はそのための最適なテキストである。

と同時に、本書が紹介する、真実を伝えるために各国で努力する被ばく者、医師、行政関係者、平和運動家、そして著者たちの勇気とやさしさにも胸打たれる。

（北健一）

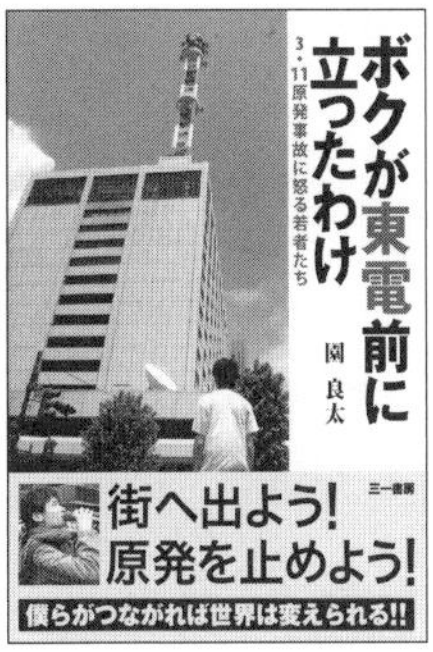

原発を止め、社会を変えるために

ボクが東電前に立ったわけ
——3・11原発事故に怒る若者たち

園良太著／三一書房
1,260円（本体1,200円）

福島第一原発事故により、はてしなく放射能が広がっている。小、中、高校生への影響も甚大だ。多くの親や教職員が放射能対策に心を砕いているだろう。いつまでこんな状態が続くのか。終わりがないかに見える放射能汚染への対処に疲れている人も多い。だが、これを機に原発を止め、誰もが安心して暮らせる社会に変えられる希望が見えたときにその努力は報われるはずだ。そして、未来を奪われた子どもや若者こそが声をあげるときなのだ。

「やれることは全部やらないとね」——これは「3・11」から１週間後、福島第一原発の爆発が続くなか、筆者が行動を起こそうと思ったときの率直な気持ちだ。3・11で自分の考えや生き方が変わった人はたくさんいる。あまりに危険な原発を推進し続けてきた今までの政治と経済のあり方や、真実を伝えないマスコミに疑問を感じたのではないだろうか。筆者も3・11以後の事態に衝撃を受け、今自分に何ができるのかを考え、東電や政府に原発事故の責任を取らせるために、東電本店前で抗議行動を始めた。

この本は、3・11以降、東京に住んでいる筆者が何を考え、仲間とともにどう行動してきたのかを記した白熱のドキュメントだ。第１章は、3・11直後の社会の激動とその問題点について。多くの人が被災し、東京も、電車や電気が止まって「非常事態」「自粛」のムードが高まった。政府、東電はそれに乗じて原発事故の責任逃れと世の中の統制を始めた。筆者は初めての事態に混乱しつつも、「おかしい！」と声をあげるために立ち上がっていく。

第２章は、３月18日に東電前抗議行動を３人から始め、４月、５月と運動が広がる様子だ。東電前では多彩な抗議スピーチや音楽演奏を展開。東電や経済産業省と直接交渉するなど、多くの成果と出会いを生み出した。東京では高円寺の「原発やめろデモ」をはじめ原発反対のデモが拡大していった。

第３章は、６月11日、大成功した「脱原発100万人アクション」だ。東京では昼のデモのあと、新宿アルタ前広場に２万人もの人が集まり、広場を占拠して「原発反対」の歴史的な空間がつくり出された。多くの人々が協力し合ってそれを実現させた過程を描く。

そして第４章は、問題の根源と未来への展望だ。原発はなぜ止められなかったのか。3・11を機に、日本の政治・社会構造の問題点が明るみに出てきた。問題の根は深く、しかも原発事故の被害は深刻化・長期化している。しかし筆者は、人々の抗議行動や助け合いの拡大のなかに原発廃止と社会を変える希望があると考える。

それを実現するには、原発事故と放射能汚染の被害者でもある私たちが、「原発はなくせる」「未来は自分たちの手で変えることができる」と思えるかどうかにかかっている。そのために大人が若者に伝えるべきデモの熱さ、その他の意思表示の手法、その意義が本書には詰まっている。

そして、フットワークの軽い筆者を呼び、ぜひ10代の若者たちと話をさせてほしい。

（園良太）

労働教育センターのホームページをご覧ください。
http://www.rks.co.jp/

女も男も—自立・平等— 臨時増刊号

放射能から子どもたちを守るために
——声を聴こう！　声をあげよう！

編集／労働教育センター編集部

編集協力
宮　　淑子（ジャーナリスト）
星　　恵子（元日本教職員組合女性部長）
池田　啓子（日本教職員組合女性部長）
杉村　和美（フリーエディター）
新舘　衣吹（フリーエディター）

デザイン／M2 Company

発行日／2011年10月5日
発行所／㈱**労働教育センター**
発行人／南　節子
〒101-0003 東京都千代田区一ツ橋2-6-2 日本教育会館
電　話／03 (3288) 3322
振　替／00110-2-125488
定　価／1,500円（本体価格1,429円＋税）